协和医院孕产专家

怀孕营养百科

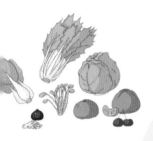

为准妈妈提供了

科学、合理的全面指导

使优生更有保障

———

马良坤 ◎ 主编

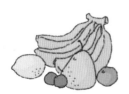
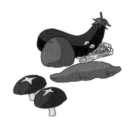

吉林科学技术出版社

图书在版编目（CIP）数据

协和医院孕产专家怀孕营养百科 / 马良坤主编. --
长春：吉林科学技术出版社，2018.10
ISBN 978-7-5578-3058-8

Ⅰ．①协… Ⅱ．①马… Ⅲ．①孕妇－营养卫生 Ⅳ．
① R153.1

中国版本图书馆 CIP 数据核字（2017）第 223853 号

协和医院孕产专家怀孕营养百科

XIEHE YIYUAN YUNCHAN ZHUANJIA HUAIYUN YINGYANG BAIKE

主　　编　马良坤
副 主 编　王麒琰
出 版 人　李　梁
责任编辑　孟　波　端金香　李思言
实习编辑　张碧芮
封面设计　长春市一行平面设计有限公司
制　　版　长春市一行平面设计有限公司
开　　本　710 mm×1000 mm　1/16
字　　数　260千字
印　　张　13
印　　数　1—5000册
版　　次　2018年10月第1版
印　　次　2018年10月第1次印刷

出　　版　吉林科学技术出版社
发　　行　吉林科学技术出版社
地　　址　长春市人民大街4646号
邮　　编　130021
发行部电话/传真　0431-85635177　85651759　85651628
　　　　　　　　　　　　　　　85652585　85635176
储运部电话　0431-86059116
编辑部电话　0431-85610611
网　　址　www.jlstp.net
印　　刷　延边新华印刷有限公司

书　　号　ISBN 978-7-5578-3058-8
定　　价　49.90元

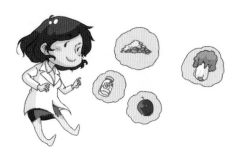

　　孕妈妈的孕期营养补充很有讲究——既要满足自身对营养的需求，又要给胎儿提供足够的营养，满足其生长所需。如果孕妈妈摄入的营养不均衡，就可能对胎儿的生长发育造成不良影响。

　　很多孕妈妈往往会陷入各种误区，比如：有些孕妈妈总是担心营养摄取不够，于是大量进补，导致营养过剩，造成自身体重的过度增加，甚至引发妊娠期高血压等疾病；有些孕妈妈因为没有掌握孕期各阶段的营养补充要点，错过了为胎儿提供所需营养的最佳时机；还有些孕妈妈因为食欲不佳、节食等原因导致营养不足，影响到胎儿的生长发育……因此，孕妈妈和家人应当掌握必需的孕期营养知识，遵循科学合理的饮食方案。

　　那么，孕期应该如何吃、如何补，孕妈妈和胎儿才能更健康呢？本书为孕妈妈提供了科学、合理、全面的指导，使优生更有保障。书中从孕前和怀孕的10个月入手，给出了每个月的营养补充要点和饮食指导，帮助孕妈妈更有针对性地补充营养。针对孕妈妈每个月的营养需求，本书不仅推荐了营养美味的菜谱，给出一日三餐的饮食建议等，还介绍了孕期的饮食误区，帮助孕妈妈避免因饮食上的疏忽造成对胎儿的伤害。针对孕妈妈每个月可能遇到的不适或疾病，书中给出了相应的应对措施，还对孕期生活的其他方面给予了细致的指导，让孕期生活更健康。

　　愿本书成为孕妈妈的得力助手！

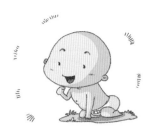

目录

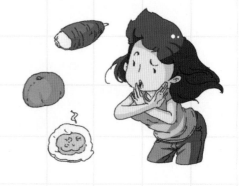
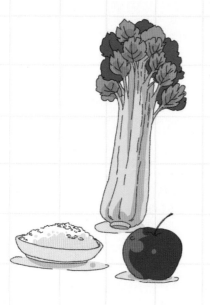

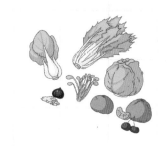
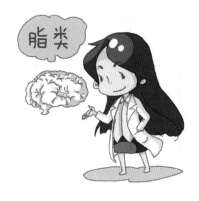
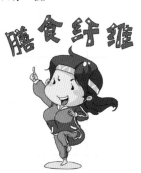

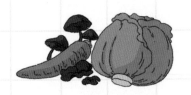

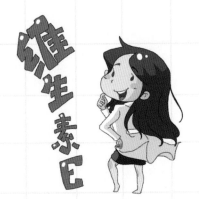

第三章

孕1月，营养充足利于受孕·47

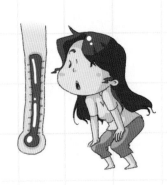

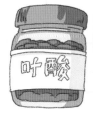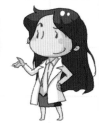

第四章

孕2月，孕吐来啦·59

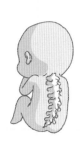

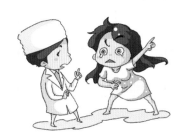

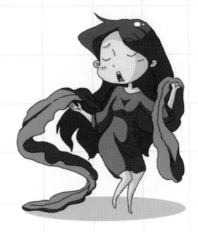

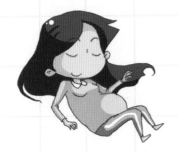

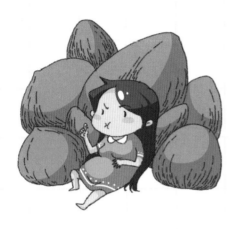

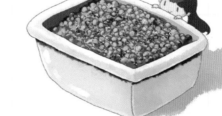

孕5月，营养均衡最重要·101

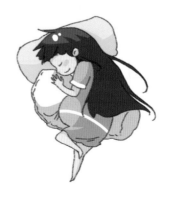

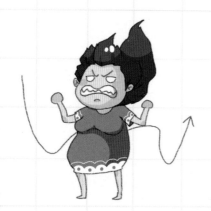

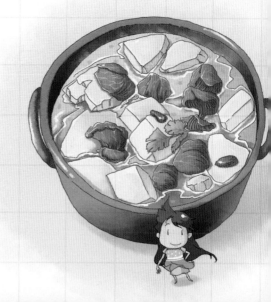

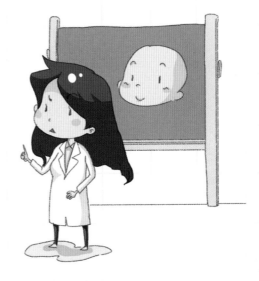

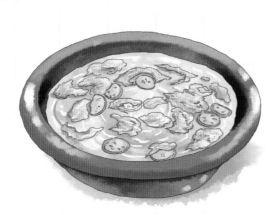

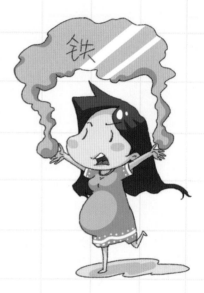

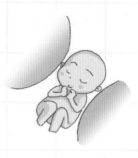

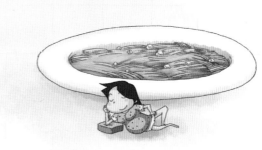

孕10月，为分娩补充足够的能量·173

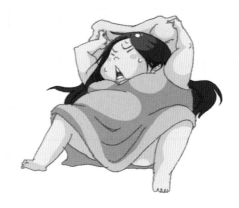

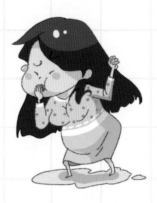
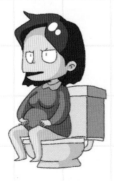

第一章

做好怀孕准备，
事半功倍

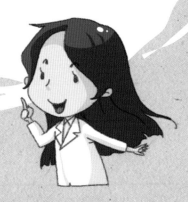

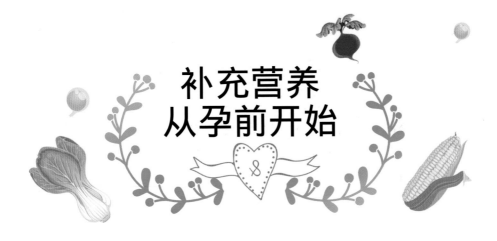

补充营养
从孕前开始

孕前营养不容忽视

当女性有了怀孕的计划后，就要着手为孕育健康的胎儿做准备了，而首要条件就是要有一个好身体。

孕前的合理营养对于孕育一个健康聪明的宝宝及保证孕妈妈的自身健康是非常重要的，因为妊娠早期是胎儿器官分化、形成的关键阶段，而胎儿的营养来源很大程度依靠孕妈妈孕前体内的营养储备。一般情况下，在计划怀孕前的3~6个月就应该注意饮食调理了。

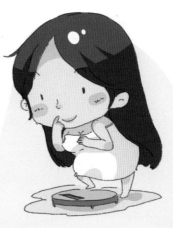

达到理想体重

计划怀孕时，最好能让自己的体重尽可能地接近医生推荐的体重值。不过，在采取任何饮食调整或健身计划前，记得先咨询一下医生。

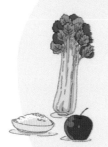

遵循健康的饮食计划

健康饮食基础之一就是膳食要均衡。要选择营养丰富的食物，如畜禽肉类、鱼、虾等；避免高脂肪和高糖的食物，如蛋糕和饼干等。《中国居民膳食指南》建议，女性准备怀孕时的膳食要多样化，选择不同种类的食物，并且合理搭配，才能获得均衡、全面的营养。

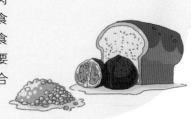

备孕期间适量地摄取绿叶蔬菜，每天300~500克即可。

要适量地吃水果，每天不要超过200克。

每天摄取250~400克禾谷类、薯类及杂豆类。

每天摄取50~75克畜禽肉类，如猪肉、牛肉、羊肉、鸡肉等。

最好每天摄取75~100克鱼虾类。每周至少吃两次鱼，但每周吃脂肪含量高的鱼的次数不能超过两次。

坚持多喝奶类，每天摄取300克为佳。如牛奶、奶酪、酸奶等，这些食物中都富含钙。

维生素补充剂一定要选择处方的

一些非处方的补充剂可能会包含大剂量维生素和矿物质，这对发育中的胎儿不利。明智的做法是在怀孕前就选择孕妈妈专用的维生素。可以请医生推荐一种适合你的孕期维生素补充剂。

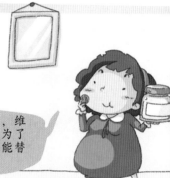

不过要记住，维生素补充剂只是为了强化营养，并不能替代健康饮食。

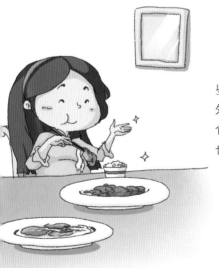

补充维生素

均衡的膳食基本能满足备孕期间的营养需求，但一些专家认为，即使是饮食最健康的人，可能也需要些额外补充。如果你没时间计划好一日三餐，有时吃饭还很仓促，那么备孕阶段服用一两种维生素补充剂，对身体也没有坏处。

及时补充叶酸

叶酸是一种水溶性维生素，是胎儿早期神经系统发育必需的一种营养物质。如果孕早期缺乏叶酸，将影响胎儿神经管的正常发育。神经管畸形主要发生于怀孕后的3个月之内，但如果从怀孕之后再补充叶酸，则为时已晚，因为补充叶酸后，体内叶酸浓度达到理想水平，也需要一定时间。

因此，应从计划怀孕前3个月开始，每天服用400微克叶酸，也可以服用含叶酸的复合维生素。这样到怀孕时，体内叶酸已达到理想水平，而且应坚持补充叶酸，直至怀孕满3个月，这样就可以有效地预防胎儿神经管畸形的发生。我们将在后面的内容中对叶酸进行更详细的介绍。

如果你正在服用抗癫痫的药物，或患有麸质不耐受、镰状细胞病等，也建议补充更大剂量的叶酸。

此外，最好多吃富含叶酸的食物，如深色绿叶蔬菜（菠菜、豌豆苗、油菜等）、柑橘类水果、坚果、全麦食品、糙米等。

现在就减少饮酒量

如果你有饮酒的习惯，那就得做些调整了：戒酒或只是偶尔喝一点儿。时下流行的建议是每周只喝一两次，不超过1或2个单位的酒精含量。

1个单位的酒精含量是指284毫升标准浓度的啤酒或果酒，1玻璃杯葡萄酒大约含2个单位的酒精量。酗酒或暴饮会损害到孕育中的胎儿。

提前考虑咖啡因的问题

目前还没有把含咖啡因的饮料（如茶、咖啡、可乐等）与生殖问题联系在一起的可靠证据，但还是建议你应该控制咖啡因的摄入量，因为每天摄入超过300毫克咖啡因，就有可能导致流产或低体重儿的出生。在准备怀孕的过程中，不妨就开始戒掉含有咖啡因的巧克力、碳酸饮料、咖啡等，这样你在怀上宝宝之前，就能习惯对咖啡因的低摄入量了。

300毫克咖啡因大概相当于：

3大杯速溶咖啡（每杯含100毫克咖啡因）。

4小杯速溶咖啡（每杯含75毫克咖啡因）。

3小杯煮咖啡（每杯含100毫克咖啡因）。

6杯茶（每杯含50毫克咖啡因。红茶中的咖啡因含量要远高于绿茶）。

8听可乐（每听中的咖啡因含量可达40毫克）。

4听功能饮料（每听中的咖啡因含量可达80毫克）。

6块（50克）原味巧克力（每块含量可达50毫克）。牛奶巧克力中的咖啡因含量大约是原味巧克力的一半。

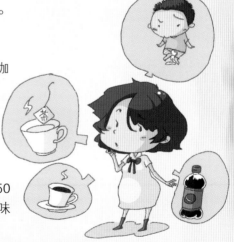

远离不利于受孕的食物

有些食物大量或频繁地食用会影响生殖功能。要牢记平时少吃这些食物，开始备孕后最好不吃这些食物。

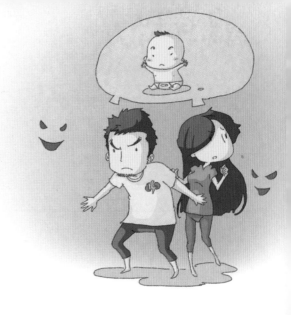

可乐：可乐含有大量的糖和咖啡因，影响受孕能力，还可能影响男性的精子活力。

含汞的鱼类：譬如旗鱼、金枪鱼等。每周吃金枪鱼肉不要超过2片（生鱼的重量是170克，煮熟后约是140克），高汞含量的鱼类对孕妇及胎儿的发育不利。

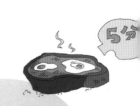

未熟透的肉：未熟透的肉食可能携带弓形虫，备孕或怀孕期间一旦感染上，容易引起胎儿畸形。

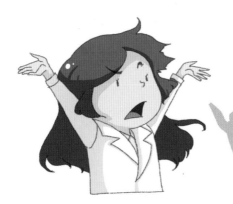

准备怀孕时，多向医生咨询有关该吃什么和不该吃什么的信息，这是一个确保你在怀孕前保持身体最佳状态的好机会。

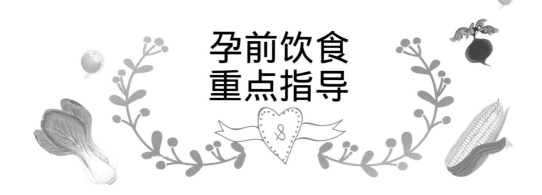

孕前饮食
重点指导

男性多吃有助于提高精子质量的食物

> 富含锌的牡蛎、牛奶、黑豆等，富含精氨酸的鳝鱼、海参、榛子等都是有助于提高精子质量的食物。

男性多吃蔬菜和水果

很多男性都偏爱肉食而不喜欢吃蔬菜和水果。蔬菜水果中的维生素是男性生殖活动必需的。如长期缺乏，有可能影响精子的正常活动能力，甚至导致不育。有备孕计划的男性，即使不喜欢，也要坚持多吃一些富含维生素的食物，如水果和绿叶蔬菜等，可以提高精子的成活率和质量。

合理补充矿物质和微量元素

人体内的矿物质和微量元素对男性生育能力具有同样重要的影响。最常见的就是锌、硒等元素，它们参与了男性睾丸素的合成和运载的活动，同时提高精子活动的能力并参与受精等生殖活动。

要保证充足的优质蛋白质

蛋白质是细胞的重要组成部分，也是生成精子的重要原材料。合理补充富含优质蛋白质的食物，有益于协调男性内分泌功能，以及提高精子的数量和质量。可选择富含优质蛋白质的食物，如深海鱼虾、牡蛎、大豆、瘦肉、鸡蛋等。

备孕的女性多吃"天然雌激素"食品

"天然雌激素"是"女性激素"的一种，"女性激素"对于女性的健康相当重要。只有当它处在正常分泌状态时，人体才容易顺利怀孕，并孕育出健康的胎儿。因此，当你准备怀孕时，首先要确认一下自己的身体健康状况，掌握激素的分泌状况。

通过饮食来调节身体激素水平是比较安全有效的方法，建议备孕女性从食材中挑选出最佳的"天然激素"食品。

大豆

异黄酮富含于发芽大豆的胚芽里，是植物性多酚的一种，在化学结构上跟"女性激素"十分相似，在体内也具有"女性激素"的效果。

药膳

中药里能够补充激素的药物，多属于补肾药与补血药。一般中医师用来治疗不孕症及更年期障碍的药物，在临床上都有调节女性生殖功能的作用。比如，肉苁蓉、补骨脂、淫羊藿常常用来治疗不孕症；菟丝子、杜仲具有补肾安胎的效果；阿胶、山药、益母草可以调经；地黄、山药多用于缓解更年期不适。需要注意的是，在食用药膳时，一定要咨询妇产科医生。

维生素E

维生素E对于"女性激素"的代谢也很重要，它参与固醇类激素的代谢。维生素E对于不孕症的治疗也有帮助，因为它能帮助胎盘产生一种助孕蛋白质。市面上的维生素E有天然萃取的，也有合成的，但最好从饮食中补充。人体吸收利用率较好并且富含维生素E的食材主要有各种动物肝脏、牛奶、禽蛋、带鱼、鲫鱼，以及蔬菜类中的胡萝卜、菠菜、南瓜等和水果中的杏、杧果等。

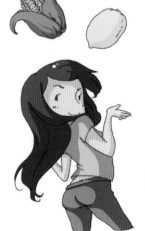

体虚的女性多吃补气血的食物

气虚、血虚或者气血两虚的女性孕期往往比较虚弱，常产后无乳或少乳，而且胎儿的发育也会受限制，所以孕前调理好是很有必要的。

首先要明白自己是否有这方面的问题，气虚主要表现是免疫功能较低、容易乏力疲倦、出虚汗等。如果有上述症状，要多吃补气的食品，如小米、粳米、糯米、莜麦、扁豆、菜花、豆腐、土豆、红薯、牛肉等。

血虚主要表现为面色苍白或暗黄，嘴唇、指甲缺少血色，头晕目眩，心悸失眠，月经量少或经期延后，甚至闭经等。如果有这些症状，在孕前要多吃含铁的食物，如动物肝脏、瘦肉、禽蛋、大豆及豆制品、红枣、葡萄、樱桃、苹果等。

体内有湿气的女性多吃祛湿的食物

体内有湿气的表现是体形较胖，口渴但不爱喝水，月经周期紊乱，经血量大，大便黏液多等。

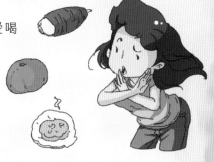

如果备孕女性有这些症状，可以多吃芦笋、荸荠、香菇、赤小豆、薏米等，这些食物有祛湿作用。不要吃芋头、橘子、海鲜等，这些食物会加重体内的湿气。另外，要减少肉类的摄入。

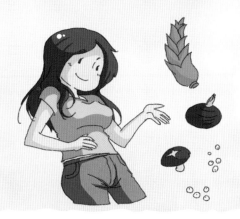

小贴士

如果自己无法确定是哪方面的问题，可以找有经验的中医师诊治，中药加饮食调理会更有效。

认识食物属性，补充营养事半功倍

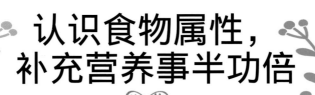

肉类、蛋类、乳品

食物属性	食物名称
性平	猪肉、鸡蛋、鹅肉、驴肉、鸽肉、鹌鹑、牛奶、酸奶、母乳、甲鱼、干贝、鳗鱼、鲫鱼、青鱼、黄鱼、鲈鱼、银鱼、鲥鱼、鲤鱼、鲳鱼、鲑鱼
性温	牛肉、羊肉、鸡肉、鹿肉、蚕蛹、羊奶、海参、虾、鲢鱼、带鱼、鳊鱼、鲶鱼、刀鱼、鳟鱼、黄鳝
性寒	鸭蛋、螃蟹、蛤蜊、牡蛎、蜗牛、田螺

谷类

食物属性	食物名称
性平	大米、玉米、红薯、芝麻
性温	糯米、西米、高粱、黑米
性凉	小米、小麦、荞麦、薏米

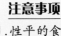

注意事项

1.性平的食物一年四季都可以食用。

2.性温的食物除夏季适当少食用外，其他季节都可正常食用。

3.性凉的食物夏季可经常食用，其他季节如要食用须配合性温的食物一起吃。

4.性寒的食物尽量少吃。

水果类、坚果类

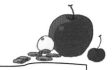

食物属性	食物名称
性平	苹果、李子、沙果、菠萝、葡萄、橄榄、香榧子、莲子、椰子、花生仁、白果、榛子、山楂
性温	桃、杏、大枣、荔枝、桂圆、柠檬、金橘、杨梅、石榴、木瓜、松子仁、栗子、核桃仁
性凉	梨、芦柑、橙子、草莓、枇杷、罗汉果、百合
性寒	柚子、香蕉、桑葚、阳桃、无花果、猕猴桃、甘蔗、西瓜、香瓜

蔬菜类、菌类

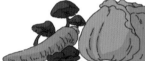

食物属性	食物名称
性平	山药、胡萝卜、卷心菜、茼蒿、青菜、豇豆、土豆、芋头、香菇、平菇、猴头菇、葫芦
性温	葱、大蒜、韭菜、香菜、雪里蕻、洋葱、南瓜
性热	辣椒
性凉	番茄（微凉）、白萝卜（生）、黑木耳（微凉）、芹菜、茄子、油菜、茭白、苋菜、马兰头、菠菜、黄花菜、莴笋、花椰菜、藕（生）、冬瓜、红薯、丝瓜、黄瓜、蘑菇、金针菇
性寒	慈姑（微寒）、马齿苋、空心菜、莼菜、龙须菜、竹笋（微寒）、菜瓜、草菇、苦瓜（生）

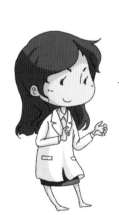
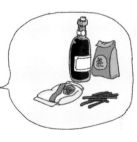

这些食物也偏寒、凉

性凉：绿茶、蜂蜜、蜂王浆、菊花茶、薄荷、胖大海、白芍、沙参、西洋参、决明子。

性寒：酱油、盐、金银花、苦瓜茶、苦丁茶。

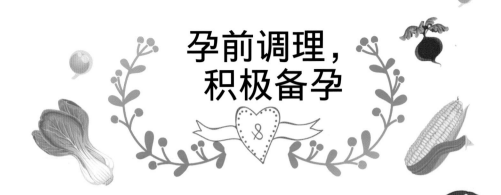

孕前调理，积极备孕

让体内环境"清畅"

在怀孕前，最好多吃膳食纤维含量高的食物，给孕育胎儿创造一个干净的身体环境。比如：

黑木耳，每周吃1～2次。

韭菜，每次100～200克，不宜超过400克。

海藻类（如海带、紫菜等），每周食用2～3次。

排宿便

宿便长期积累容易引发肠炎和肠癌等消化系统疾病。

中医经络学认为，早上5-7时是大肠经"值班"，若此时排便，效果最好，可保持一天内的大脑清爽。建议每天早起空腹喝一杯温水，并养成一早大便的习惯。此时若无大便，可按摩天枢穴。

清肺、润肺

长期接触污染的空气易患上呼吸系统疾病，如肺炎、肺癌等。大口吸入清气，大口呼出浊气，这样的深呼吸方法可以对肺部起到清洗作用。主动避开雾霾及其他空气污染，适当地多吃养肺的食物，如梨、百合等。

利尿、益肾

在17-19时，可空腹喝一杯水。此时肾经"当班"，一杯水下肚，有助于调动肾气，并帮助清洗肾和膀胱，预防泌尿系统结石。还可按摩涌泉穴、三阴交穴，叩打肾俞穴。平时应少吃含大量添加剂的食品，保证每天足够的饮水量，多吃蔬菜和水果。

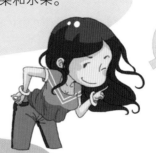

要少吃有毒素的食物

经常吃加工食品、快餐、外卖食品等，身体里也会累积一些毒素。有备孕计划的女性可以检查一下自己的身体，是否经常出现腹泻、便秘、腹胀、乏力、口臭等症状，这些正是体内毒素堆积过多的表现。如果有这些症状，就要注意控制饮食了，少吃或不吃这些容易积累毒素的食物。

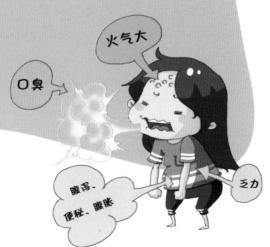

山药萝卜粥

补益精气
♡♡♡♡♡♡♡♡♡♡

山药2根，白萝卜1根，粳米若干，芹菜末少许，盐、胡椒粉、香菜各适量。

1.粳米洗净沥干；山药和白萝卜均去皮，洗净，切小块。

2.锅中加适量清水煮开，放入粳米、山药、白萝卜稍微搅拌，至汤粥滚沸时，改小火熬煮30分钟。

3.加盐拌匀，食用前撒上胡椒粉、芹菜末及香菜末即可。

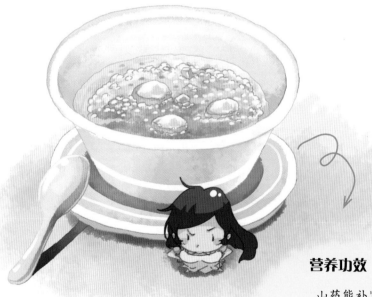

营养功效

山药能补肾气、强身体、暖宫促孕，非常适合女性孕前食用。萝卜有排水利尿、助消化等功效。

牛腩萝卜汤

下气消食

牛腩、白萝卜各200克，香菜末、姜末、小苏打、淀粉、香油、盐各适量。

1.牛腩洗净，切成薄片，放入碗中，加小苏打、盐、姜末和淀粉拌匀，使之入味；白萝卜洗净，切成薄片。

2.用大火将水烧开，放入白萝卜片煮开，煮至白萝卜透明后下牛腩片搅散，再开锅即关火，加盐、香油调味，撒上香菜末即可。

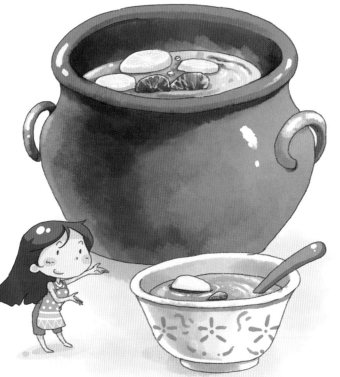

营养功效

白萝卜富含膳食纤维，具有促进消化、增进食欲、加快胃肠蠕动和止咳化痰的作用。牛肉含有丰富的蛋白质。这道菜温肾固脉，可辅治体虚、宫寒，暖宫促孕。

黑豆炖羊肉

补益精气

♡♡♡♡♡♡♡♡♡♡

羊肉500克，黑豆50克，枸杞子数粒，生姜2片，料酒、花椒、盐各适量。

1. 羊肉洗净切块，放入冷水锅中烧开，捞出冲净；黑豆洗净，用清水浸泡4小时；枸杞子洗净。

2. 将锅置于火上，放入羊肉块、姜片、黑豆、料酒、花椒和适量水，大火烧开后，改用小火炖，加入枸杞子和盐炖至熟即可。

营养功效

黑豆味甘性平，可补肾虚；羊肉味甘性温，益气补血，二者搭配可以温肾壮阳、补益精气。这道菜最适合在冬季食用，夏季则不宜食用过频、过多，以免上火。

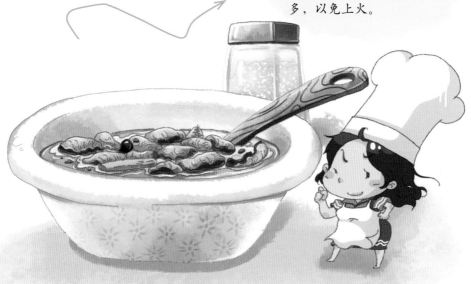

第二章

这些营养素，
整个孕期都需要

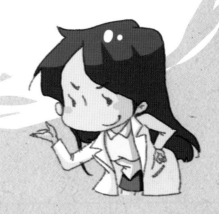

糖，胎儿的热能站

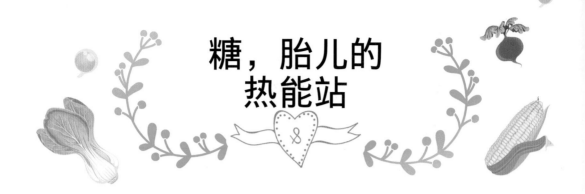

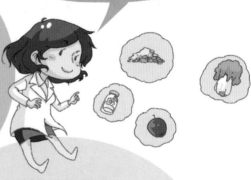

建议孕妈妈每天从以下食品组中摄入多种糖：6～9份谷类食品，3～4份蔬菜，2～3份水果，6～9份奶制品。

糖是什么

糖是人类获取能量最经济和最主要的来源。人类膳食中有40%～80%的能量来源于糖。糖是胎儿新陈代谢必需的营养素，用于胎儿生长。孕妈妈必须保持血糖水平正常，以免影响胎儿代谢，妨碍正常生长。

缺乏糖的危害

如果孕妈妈糖摄入不足，组织细胞就只能靠氧化脂肪、蛋白质的方式来获得人体必需的热能。在肝脏中，脂肪的氧化不彻底，可能导致血中的酮体堆积，将危及胎儿的生命安全，因此孕妈妈应保证每天充足的糖类供应。

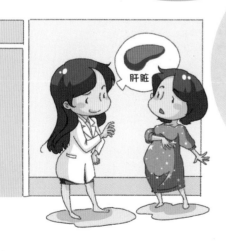

肝脏

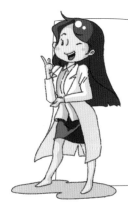

糖的食物来源

糖的主要食物来源有蔗糖、谷物（如大米、小麦、玉米、大麦、燕麦、高粱等）、水果（如甘蔗、甜瓜、西瓜、香蕉、葡萄等）、坚果（如核桃仁、花生仁、板栗等）、蔬菜（如胡萝卜、番茄等）等。

孕妈妈需要补充多少糖

孕妈妈膳食热量的主要来源应该是糖，它在体内的消耗吸收和利用比脂肪、蛋白质迅速且完全。糖富含在每天所吃的主食中，如米饭、面包、土豆、燕麦等。水果也富含糖。孕妈妈需要的能量根据年龄、体重和活动水平而有所不同。

一般来讲，孕妈妈糖的每日摄入量应在孕前基础上增加50～100克。妊娠中晚期时，如果每周体重增加300～500克，说明糖类摄入量合理，反之则应减少摄入。同时，应多注意摄取富含维生素和矿物质的食物，避免胎儿过大，日后造成难产。

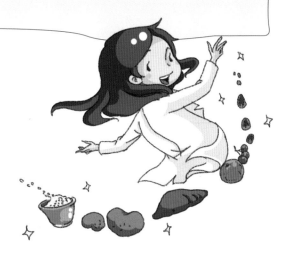

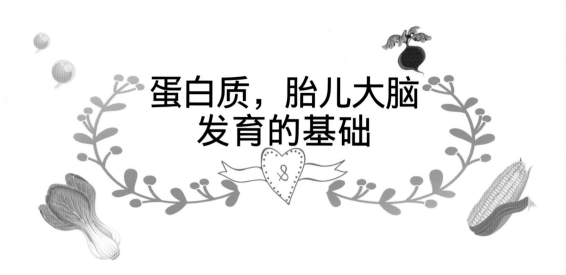

蛋白质，胎儿大脑发育的基础

蛋白质的重要性

怀孕期间，不但母体需要蛋白质，胎儿更需要大量蛋白质。胎儿需要蛋白质构成身体的各种组织，孕妈妈也需要一定数量的蛋白质来供给子宫、胎盘及乳房的发育以及给胎儿提供能量。在胚胎8～18周时，脑细胞发育增速，特别是妊娠最后3个月发育更快，一直到宝宝出生脑重已达390克，是成人脑重的1/3。此时脑对各种营养物质的缺乏非常敏感，尤其是蛋白质的供应对脑的发育更是起着举足轻重的作用。孕期蛋白质供给不足，不仅会影响胎儿的身体和大脑的发育，也会增加孕妈妈妊娠期贫血、营养不良性水肿、妊娠期高血压疾病的发病率。

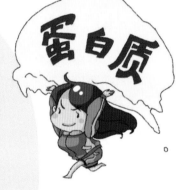

孕妈妈需要补充多少蛋白质

根据我国居民膳食蛋白质推荐摄入量，建议轻体力劳动的女性蛋白质摄入量为每日65克，孕早期（1～3月）每日增加5克，妊娠中期（4～6月）每日增加15克，孕晚期（7～9月）每日增加20克。对于孕妈妈来说，动物类蛋白和豆类蛋白的摄入比例应该相当，而且要搭配食用，使其相互补充，更好地满足孕妈妈的身体需要。

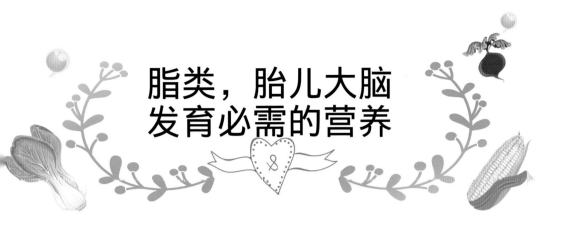

脂类，胎儿大脑发育必需的营养

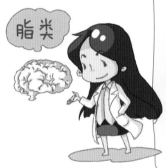

脂类

什么是脂类

脂类是构成脑组织的极其重要的营养物质，在大脑活动中起着重要的、不可替代的作用。脂类占脑重的50%～60%，主要是从食物中摄取，体内只能制造小部分，因此要想有一个聪慧的头脑，脂类不可缺少。

缺乏脂类的危害

脂类是孕早期不可缺少的营养物质，它能促进维生素E的吸收，起着安胎的作用。此外，脂类有保护皮肤、神经末梢、血管及脏器的作用。如果孕妈妈缺乏脂类，会影响免疫细胞的稳定性，导致免疫功能降低，引起食欲不振、情绪不宁、体重不增、皮肤干燥脱屑，容易患流感等多种传染病，还会导致维生素A、维生素D、维生素E、维生素K缺乏，使孕妈妈由于缺钙而造成骨质疏松等疾病。

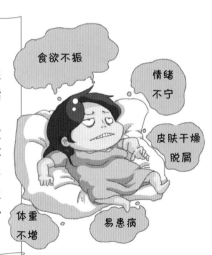

食欲不振

情绪不宁

皮肤干燥脱屑

体重不增

易患病

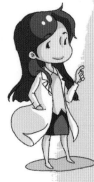

脂类的供给量

我国营养学会建议膳食中脂类提供的热能不宜超过总能量的30%，其中饱和脂肪酸、单不饱和脂肪酸、多不饱和脂肪酸的比例应为1:1:1。妊娠过程中，胎儿的脂肪储备主要是在妊娠中期和孕晚期。妊娠中期和孕晚期脂类供给热能应占总膳食供给热能的20%～25%。尤其是妊娠的最后几个月，胎儿皮下脂肪开始大量蓄积，从20克剧增至350克，体内的脂肪也由10克增长到80克。因此越到妊娠晚期，胎儿就越需要充足的脂类。孕妈妈应在孕晚期增加膳食中脂类的摄入量，以保证胎儿所需。

脂类的食物来源

除食用油含约100%的脂肪外，含脂肪丰富的食品为动物性食物和坚果类。动物性食物以畜肉类含脂类最丰富，且多为饱和脂肪酸；一般动物内脏除大肠外含脂量均较低，但蛋白质的含量较高。禽肉一般含脂量较低，多数在10%以下。鱼类含脂量基本在10%以下，多数在5%左右，且含不饱和脂肪酸多。蛋类以蛋黄含脂量最高，约为30%，但蛋白仅为10%左右，其组成以单不饱和脂肪酸为多。

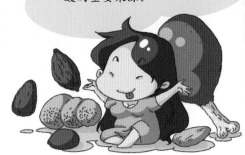

除动物性食物外，植物性食物中以坚果类食品含脂类的量最高，如花生仁、瓜子、核桃仁、杏仁、松子仁等均含有较多的脂类，是多不饱和脂肪酸的重要来源。

孕妈妈需要补充多少脂类

孕妈妈平时的饮食中应有适量的脂类，以保证胎儿的神经系统完成其发育成熟过程及脂溶性维生素的吸收。若孕妈妈血脂较平时升高时，脂肪摄入量不宜过多，一般认为脂肪提供的能量占总能量的25%～30%较为适宜。孕期要吃适量的脂类。妊娠30周以前，母体内必须有脂类蓄积，以便为孕晚期、分娩，以及产褥期提供必要的能量储备。

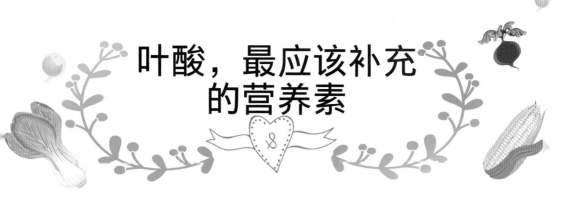

叶酸，最应该补充的营养素

什么是叶酸

叶酸也叫维生素B_9，常见于绿叶蔬菜中，是细胞制造过程中不可缺少的营养素。因为最初是从菠菜叶子中被分离提取出来，故得名"叶酸"。叶酸是蛋白质和核酸合成的必需因子，是DNA复制过程必需的一种辅酶。没有它，DNA复制就不能进行，细胞便无法分裂。叶酸最重要的功能就是制造红细胞和白细胞，增强免疫能力。一旦缺乏叶酸，会导致严重贫血，因此叶酸又被称为"造血维生素"。

缺乏叶酸的危害

补充叶酸是预防宝宝出生缺陷的一种重要方式，准备怀孕的女性和孕妈妈都需要补充叶酸（包括天然叶酸和叶酸补充剂）。孕妈妈对叶酸的需求量比正常人高4倍。孕妈妈缺乏叶酸可能会腹泻、没有胃口、体重减轻，也可能出现虚弱、嗓子疼、头疼、心跳加快和易怒等情况。

孕早期（怀孕1～3个月）是胎儿器官、系统分化，以及胎盘形成的关键时期，细胞生长、分裂十分旺盛。此时缺乏叶酸可导致胎儿畸形、胎儿神经管发育缺陷，从而增加无脑儿、脊柱裂的发生率。另外，缺乏叶酸易引发早期的自然流产。

到了妊娠中期、孕晚期，除了胎儿生长发育外，母体的血容量，乳房、胎盘的发育使得孕妈妈对叶酸的需要量大增。如叶酸不足，孕妈妈易发生胎盘早剥、妊娠期高血压、巨幼红细胞性贫血等疾病；胎儿易发生宫内发育迟缓等。孕妈妈经常补充叶酸，可防止新生儿体重过轻、早产，以及胎儿腭裂（兔唇）等先天性畸形。

正确补充叶酸

中国营养学会2007年版《中国居民膳食指南》中指出，育龄女性应从孕前3个月开始补充叶酸，每日补充600～800微克叶酸，并坚持整个孕期都服用叶酸，因为女性体内的叶酸水平不是用药后短期内就能升高的。

孕妈妈每天需补充600～800微克叶酸才能满足胎儿生长需求和自身需要。孕妈妈应多吃新鲜的蔬菜、水果，在烹制食物时需要注意方法，避免过熟，尽可能减少叶酸流失。

对于有不良妊娠史、高龄及家族中有生育过畸形胎儿史等高危因素的孕妈妈，最好在医生的指导下补充叶酸。

叶酸的食物来源

绿色蔬菜：莴苣、菠菜、油菜等。

新鲜水果：橘子、草莓、樱桃、香蕉、柠檬、桃子、葡萄、猕猴桃等。

动物食品：动物的肝脏、肾脏、禽肉及蛋类。

谷类、坚果类食品：大麦、糙米、豆制品、核桃仁、腰果、栗子、杏仁、松子等。

没有按时服叶酸怎么办

叶酸在体内存留时间短，一天后体内的叶酸水平就会降低，因此要求必须天天服用叶酸，一直坚持补充到孕期的第三个月的月末。漏服后，即使补充服用也不能增加体内叶酸浓度，所以即使遗忘也不必补服。由于日常饮食中会摄入叶酸，因此如果偶尔忘记服叶酸了，也不必过于担心。建议备孕女性将装叶酸片的瓶子随身携带，以确保按时服用。

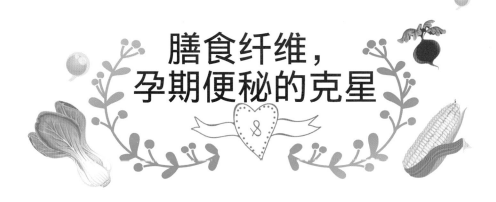

膳食纤维，
孕期便秘的克星

什么是膳食纤维

膳食纤维是一种多糖，它既不能被肠胃道消化吸收，也不能产生能量。尽管不能被人体吸收，但却是人体健康的卫士。膳食纤维也被称为第七类营养素，适量地补充膳食纤维有促进胃肠道消化、预防便秘的作用。

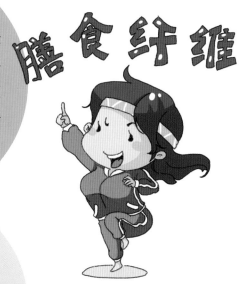

膳食纤维的作用

增加膳食纤维的摄入能刺激排便，使大便通畅。如果膳食纤维摄入不足，就会使大便在肠道内滞留过久，导致有害物质重复吸收，对身体健康造成不良影响。

多吃膳食纤维以后，糖吸收减慢，对胰岛细胞的刺激也减小，因此有利于妊娠糖尿病的防治。膳食纤维可与肠道中的胆酸结合，阻止其重新吸收，因此多吃膳食纤维可使大便中胆酸增多而血清胆固醇减少，对防治动脉硬化和胆石症有一定的作用。

膳食纤维的来源

膳食纤维主要存在于谷物的表皮，如大米、小麦、燕麦、玉米等；全谷类粮食，其中包括麦麸、麦片、全麦粉及糙米、玉米面等；豆类也含有很多的膳食纤维，如黄豆、蚕豆等；水果的皮核、蔬菜的茎叶中纤维含量也较高。

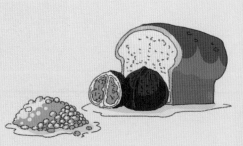

孕妈妈怎么补充膳食纤维

最简便的方法就是在日常饮食中食用富含膳食纤维的食品。膳食纤维主要来自植物的细胞壁，一般不易被消化。膳食纤维有两种：一种是水溶性，另一种是非水溶性。我们平时吃的蔬菜叶子中含有的多为非水溶性膳食纤维，它的主要功效是把有害、有毒和致癌的物质带出体外。水溶性膳食纤维常见于水果、海藻等食物，它有助于减缓消化速度和排泄胆固醇，可让血液中的血糖和胆固醇控制在理想水准，还可以帮助糖尿病患者减少胰岛素用量。孕妇补充膳食纤维可以选择多食用蔬菜水果。食用蔬菜水果还可以为孕妇补充多种维生素。

在孕期适当摄取膳食纤维将有助于缓解便秘，预防妊娠糖尿病和体重增长过快。所以在孕期适当摄入膳食纤维是不错的选择。目前大部分国家推荐的膳食纤维摄入量为每天20~30克。

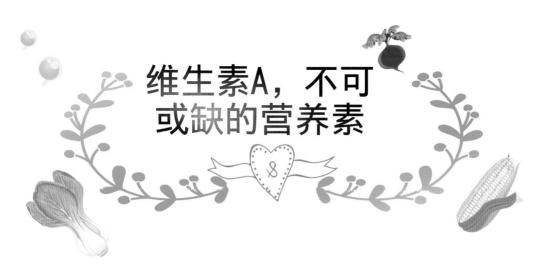

维生素A，不可或缺的营养素

维生素A的作用

维生素A能够促进人体的生长发育，维持上皮组织结构完整和功能健全，并能参与视觉细胞内感光物质的构成。如果缺乏维生素A会造成孕妈妈抗病能力低下，易患皮肤病，胎儿生长发育迟缓，视觉系统发育差，但是摄入过多也有不良影响。

缺乏维生素A的危害

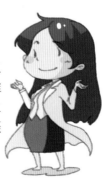

孕妈妈缺乏维生素A，会出现皮肤变厚、干燥、增生及角化，也可能引发流产、胚胎发育不全或胎儿生长迟缓等症状；严重缺乏维生素A时，可引起胎儿身体器官畸形。胎儿骨骼发育也离不开维生素A，孕妈妈缺乏维生素A还可能导致胎儿骨骼中的骨质向外增生而损伤邻近神经组织。但是不可大剂量补充维生素A，因为长期摄入过量的维生素A，可引起维生素A中毒或造成胎儿畸形。

每天应该摄取多少维生素A

维生素A是脂溶性维生素，长期过量摄入，可以引起中毒，主要症状有厌食、体重不增、头发脱落、皮肤瘙痒、肝脾肿大等。孕妈妈的维生素A推荐摄入量为每日1000微克，不可过量用鱼肝油来补充维生素A，过量食用可能会引起胎儿先天畸形。

食物来源

维生素A最好的食物来源是各种动物肝脏、鱼肝油、奶类和蛋类等。植物性食物中存在的胡萝卜素在体内也能转化成维生素A，因此胡萝卜素又称为维生素A原。含胡萝卜素高的蔬菜有胡萝卜、红辣椒、西蓝花等。橘色、黄色、红色果蔬和绿叶蔬菜中维生素A含量丰富。

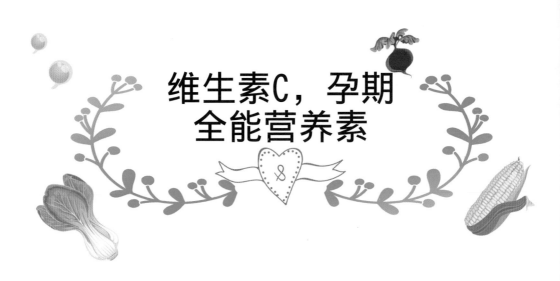

维生素C，孕期全能营养素

维生素C是什么

维生素C又名抗坏血酸。维生素C为连接骨骼、结缔组织所必需，它维护牙齿、骨骼、血管、肌肉的正常功能，增强机体对疾病的抵抗力。孕妈妈摄入充足的维生素C，可提高胎儿脑组织对氧的利用率，使大脑功能灵活、敏锐，对胎儿大脑的发育有重大作用。维生素C还能够增加铁的吸收和利用，并能改善血管功能，促进外伤愈合。如果缺乏维生素C，会造成母体多种疾病，并可能导致流产、早产、胎儿先天性心脏病及神经系统功能缺陷的发病率增高。

缺乏维生素C的危害

维生素C对胎儿的骨骼和牙齿发育、造血系统的完善和机体抵抗力的增强都有促进作用。如果孕妈妈在孕初期严重缺乏维生素C会导致流产，甚至可引起胎膜早剥和提高新生儿的死亡率。含维生素C丰富的食物有菜花、白菜、番茄、黄瓜、荠菜、油菜、菠菜、草莓、苹果等。

维生素C的摄入量

维生素C是人体需要量最大的一种维生素。成人每日供给80～90毫克即能够满足需要，孕妈妈在此基础上需要再增加20～40毫克，即孕妈妈维生素C的摄入量为每日100～130毫克。

温馨提示

维生素C虽好，可是大剂量地摄入，可导致孕妈妈和胎儿吸收功能的下降。如果习惯性地服用大剂量维生素C，会使孕妈妈和胎儿对维生素C产生人为的依赖。若突然停止服用，则可能发生反弹性的坏血病，其症状主要有手臂、腿、骨骼肌肉等易疼痛发炎。如果孕妈妈平常的健康状况很好，而且每天都会吃含维生素C丰富的蔬菜和水果（如柚子、绿色辣椒、番木瓜、草莓、菜花、柑橘等），那么就不需要再额外补充维生素C。

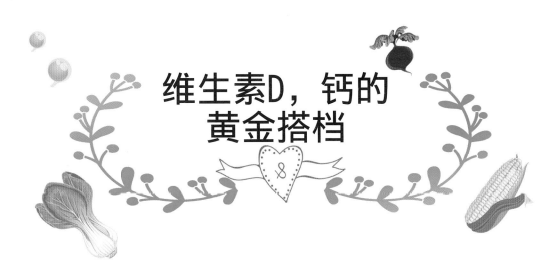

维生素D，钙的黄金搭档

维生素D是什么

维生素D是一种固醇类衍生物，具有预防佝偻病的作用，又称抗佝偻病维生素。维生素D家族成员中最重要的成员是维生素D_2和维生素D_3。维生素D均为不同的维生素D原经紫外线照射后的衍生物，它们有以下两点特性：存在于部分天然的食物当中；受到紫外线的照射后，人体内的胆固醇能够转化为维生素D。

维生素D在鱼肝油、牛奶、蛋黄中的含量较高，并可通过日光照射皮肤而使其合成量增加。

维生素D的摄入量

维生素D的每日摄入量不应超过10~15微克。因为照射阳光可促进生成维生素D，孕妈妈最好每日有1~2小时的户外活动。

维生素D的食物来源

天然食物中维生素D含量均较低，含量高的有海鱼、动物肝脏、豆类、蛋黄、奶油等，瘦肉和奶中含量较少。妊娠3个月以后，如果体内严重缺乏维生素D，应在医生的指导下加服钙剂或鱼肝油。

缺乏维生素D的危害

维生素D能够促进膳食中钙、磷的吸收和骨骼的钙化。妊娠期如果缺乏维生素D，可导致孕妈妈骨质软化，严重时可引发骨软化、骨折等现象，造成胎儿及新生儿的骨骼钙化障碍，以及牙齿发育出现缺陷。孕妈妈如果严重缺乏维生素D，还可使胎儿发生先天性佝偻病。对于孕妈妈来说，单纯靠晒太阳获取维生素D是不够的。但是，过量服用维生素D，可引起胎儿高钙血症和维生素D中毒，甚至造成胎儿死亡。

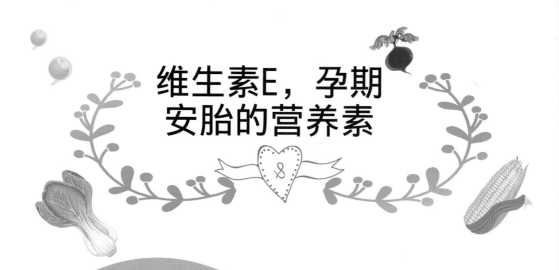

维生素E，孕期安胎的营养素

维生素E是什么

维生素E又称生育酚，缺乏时可使胚胎或者胎盘萎缩而被吸收，或者引起流产，所以临床作为保胎药物用于治疗先兆流产与早产。维生素E在麦胚油、棉籽油及大豆油中含量较高。

孕妈妈适当补充维生素E，可有利于胎儿大脑的健康发育，并且可预防流产。孕妈妈应多食用富含维生素E的食物。

维生素E的摄入量

目前我国居民烹调用油主要以植物油为主，因此不容易缺乏维生素E，但孕妈妈仍应适量增加维生素E的摄入，建议每天在14毫克左右。维生素E与适量的维生素C和硒一同摄入，其吸收率会有所提高。

缺乏维生素E的危害

研究认为缺乏维生素E与早产儿溶血性贫血有关。早产儿发生溶血性贫血时用维生素E，维生素E缺乏产生的水肿、变态反应和溶血性贫血等症状即消失。为了使胎儿储存一定量的维生素E，孕妈妈应每日多加2毫克摄入量。

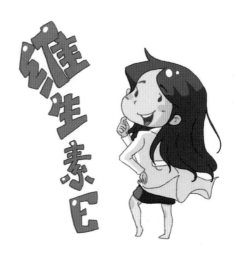

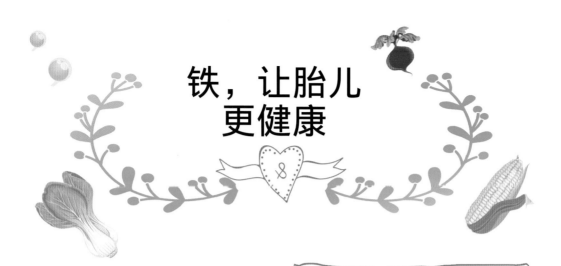

铁，让胎儿更健康

铁是什么

铁是人体必需的微量元素，是合成血红蛋白的主要原料之一，也是组成许多酶和免疫系统化合物的重要成分。

缺乏铁的危害

铁缺乏是女性在怀孕期常见的营养缺乏问题之一，它与重度铁缺乏时造成的缺铁性贫血一起严重威胁着孕妈妈和胎儿的健康。孕期的缺铁性贫血，不但可以导致孕妈妈出现心慌气短、头晕、乏力，还可导致胎儿宫内缺氧，生长发育迟缓，出生后智力发育障碍，出生后6个月之内易患营养性缺铁性贫血等。总之，缺铁会严重影响胎儿的发育。

铁的摄入量

孕妈妈在整个妊娠期约需1000毫克铁（比非妊娠女性增加15%~20%），其中胎儿需铁400~500毫克，胎盘需铁60~100毫克，子宫需铁40~50毫克，母体血红蛋白增多需铁400~500毫克，分娩失血需补铁100~200毫克。

妊娠4个月以后，铁的需要量逐渐增加，因此，在妊娠后半期有25%的孕妈妈可因铁的摄入不足或吸收不良而有缺铁性贫血症状。铁质是供给胎儿血液和组织细胞的重要元素，除了供应胎儿日益增长的需要外，还得将一部分铁质储存于肝脏中作为母体的储备，以补充分娩过程中出血的损失。

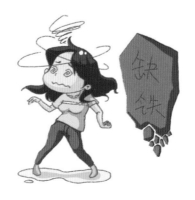

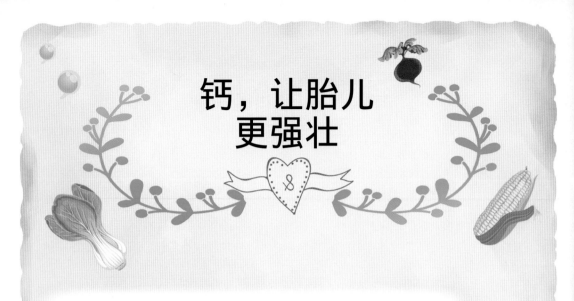

钙，让胎儿更强壮

钙的功效

　　胎儿生长发育需要大量的钙。妊娠早期每天需钙7毫克，妊娠中期增至110毫克，妊娠晚期则为350毫克。由于我国居民饮食中含钙量普遍不足，母体平时贮存的钙也不多，在妊娠全过程中均需补钙。胎儿骨骼的钙化程度取决于母体饮食中的钙、磷及维生素D的含量。孕妈妈摄入的钙量除影响胎儿外，还影响自身健康，缺钙易患骨质软化症，甚至骨盆畸形。产后泌乳与钙也有一定的关系。

缺乏钙的危害

　　不论孕妈妈是否缺钙，胎儿都会从孕妈妈血液中吸收大量钙以满足其对骨骼和牙齿发育的需要。如果孕妈妈缺钙，不仅会影响胎儿骨骼和牙齿的正常发育，也有可能使孕妈妈出现钙代谢平衡失调。若没能得到及时补充，严重时孕妈妈骨骼和牙齿就会疏松，引起腰痛、腿痛、小腿抽筋及牙齿脱落、关节痛、水肿、妊娠期高血压疾病等病症，更严重时可导致骨质软化症、骨盆畸形，造成难产。

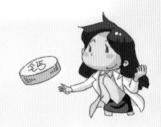

孕妈妈需要补充多少钙

　　建议孕妈妈每天补充维生素D10毫克，妊娠中期、晚期分别补钙1000毫克和1200毫克。

第三章

孕1月，
营养充足利于受孕

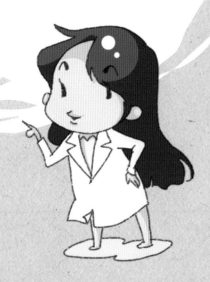

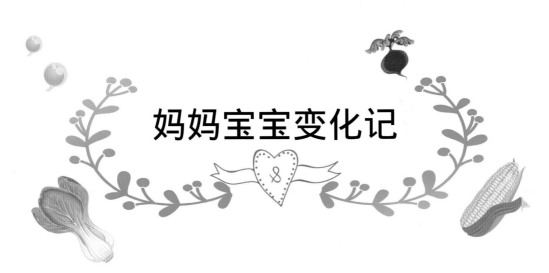

妈妈宝宝变化记

1~2周的变化：计划怀孕

决定怀孕的瞬间

怀孕并不是从精子和卵细胞的相遇开始的，而是从生成具有怀孕能力的卵细胞和精子的瞬间开始的，所以，怀孕期以40周计算，将准备产生新卵细胞的一周视为怀孕第一周。待孕妈妈月经过期10日或以上，应随时检查是否怀孕。待孕妈妈需要计算自己的排卵日，尽量在排卵期前一周就开始隔日进行性生活。

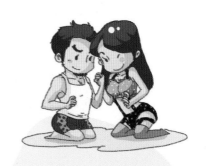

精子和卵细胞

精子是身材很小的"游泳健将"，成熟期为64天。

卵细胞成熟缓慢且珍贵，在孕妈妈还是胎儿的时期就在她体内，和孕妈妈的年龄一样。

子宫的变化

正常的子宫如鸡蛋般大小，且怀孕初期基本没有什么变化。当受精卵经过输卵管着床于子宫后，小小的生命就将在女性子宫内开始缓慢地成长。

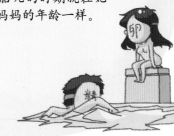

1~2周的重点：确定排卵日

这个时期，孕妈妈掌握自己的准确排卵日期是至关重要的。在排卵日前5天及排卵日进行性生活，受孕的概率最高，准父母就可以做好迎接新生命的准备了。

数字推算法

如果你是月经周期非常规律的女性，就可以用数字法推算自己的排卵周期。从月经来潮的第一天算起，下次月经来潮的前14～16天就是排卵期。不过，由于女性的月经周期有时会随外界因素而变化，或者本身月经就不规律，这时这种方法就会显得不够准确。

排卵试纸测定法

女性尿液中的促黄体生成激素会在排卵前24小时左右出现高峰值，而排卵试纸就是通过测定这种峰值水平来确定排卵日期。孕妈妈不妨去买张排卵试纸来测定自己的排卵日期。

准备怀孕的女性应戒烟戒酒

B超排卵监测法

在预测排卵时间的方法中，B超监测是最直观的方法，它可以看到卵巢内有几个卵泡在发育、大小是多少、是否已经接近排卵的时间等。对于月经周期不准的女性这种方法尤为适合。

基础体温测定法

这种方法效果也比较明显，但操作时间长，需要每天早上起床后测量体温。月经期和月经后的7天内是持续的低温期，中途过渡到高温期后，再返回低温期，然后下次月经开始重复。中途的高温期就是排卵日。

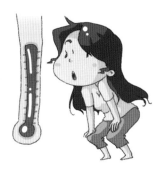

孕3周的变化：受精卵进行细胞分裂

进入母体的上亿个精子中，只有200多个精子能顺利到达输卵管，它们赢得了与卵细胞相遇的机会。其中只有1个或2个精子能与卵细胞结合，完成受精。

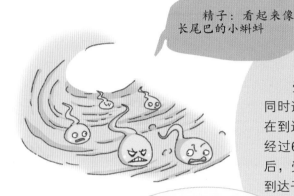

精子：看起来像长尾巴的小蝌蚪

受精卵进入子宫

受精卵从输卵管缓慢地进入子宫，同时进行细胞分裂。受精卵连续分裂，在到达子宫时已经分裂成16个细胞，共经过6次细胞分裂，变成64个细胞。之后，受精卵开始变大，在受精4~5天后到达子宫，做着床前的准备。

阴道分泌物增多

有15%的孕妈妈在排卵时会有下腹部轻微疼痛的感觉，同时阴道分泌物也会随之增多。当受精卵在子宫内着床时，有些孕妈妈还会出现少量的出血症状。

孕妈妈应避免进行放射线检查

X线是一种波长很短、穿透能力很强的电磁波。对孕妈妈来说，如过量接受X射线，在孕早期会导致胎儿畸形、流产及胎死宫内等情况。

一般胸部或四肢照射X线对胎儿的影响相对较小。如果已经照射了X线，特别是腹部X线，必须经过4周后再考虑受孕。

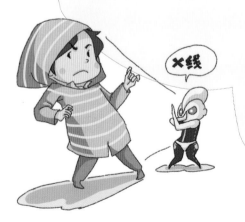

X线

孕3周的重点：孕妈妈要谨慎用药

孕早期是胚胎组织器官分化、形成、发育的重要时期，主要是塑造成形；孕中后期主要是形体的发育长大。如果用药不当，则可能造成胎儿畸形。

孕妈妈不宜服用的西药

抗生素药：四环素类药，可致骨骼发育障碍，牙齿变黄；链霉素及卡那霉素，可致先天性耳聋，并损害肾脏；氯霉素可抑制骨髓造血功能，导致宝宝肺出血；红霉素能引起肝损害；磺胺可导致宝宝黄疸。

解热镇痛药：阿司匹林或非那西汀，可致骨骼、神经系统或肾脏畸形。

激素：雌激素会造成上肢短缺，女婴阴道腺病，男婴女性化、尿道下裂；可的松可致无脑儿、唇腭裂、低体重畸形；甲状腺素可导致畸形。

抗肿瘤药：环磷酰胺可导致四肢短缺、外耳缺损、腭裂；6-巯嘌呤可导致脑积水、脑膜膨出、唇裂、腭裂。

感冒药：感冒药的部分成分会导致子宫收缩或胎儿畸形。

服药期间发现怀孕怎么办

若在不知怀孕的情况下误服了某些药物，孕妈妈可以先将药物带给专业的医生进行咨询。医生可以根据用药的种类、用药时胚胎发育的阶段、药物用量多少，以及疗程的长短等来综合分析有无终止妊娠的必要。

如果医生认为该药物对胎儿确实有影响，孕妈妈应在医生的建议下采取相应的措施。如果对胎儿没有太大影响的话，一定要定期做产检，以确保胎儿的健康发育。

孕4周的变化：胎儿的神经管形成

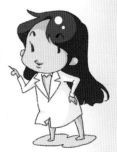

着床5天左右，在受精卵底部的中心部位形成一道管，这就是神经管。之后神经管逐渐分化为大脑和脊椎，最终构成完整的中枢神经。心脏、血管、内脏和肌肉等重要器官和组织也在此时开始形成。

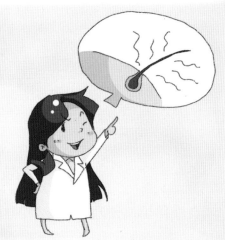

胎儿经由绒毛组织吸收养分

受精卵着床以后继续进行细胞分裂，此时它被树根状的绒毛组织包围，并经由绒毛吸收那些存储在子宫内膜上的营养成分，这个绒毛组织最后形成胎盘。

胚胎分为外胚层、中胚层及内胚层

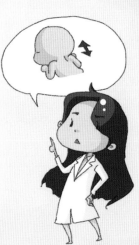

这个时期胎儿的头部和躯干分开，胚胎也分为外胚层、中胚层及内胚层。这些细胞最后形成不同的身体器官，最上层的外胚层形成皮肤、毛发、手指甲、脚趾甲、大脑、脊髓和神经；中间的中胚层形成肌肉、骨骼、泌尿系统、生殖器、心脏及其他器官；最下层的内胚层形成各种脏器内部的黏膜、肺和肠，以及这些器官的分泌腺。

孕4周的重点：确认是否怀孕

确认是否怀孕最简单的方法是购买验孕棒自己检查。着床后受精卵的绒毛分泌一种叫作人绒毛膜促性腺激素（HCG）的激素，这种激素被母体的血液吸收后随尿液排出体外。受精约10天后，采集晨尿用于检查即可测出是否怀孕。如果检测后试纸呈阳性，就有必要到医院做进一步检查，以测出准确的怀孕周数。

利用早孕试纸，自己检测是否怀孕

早孕试纸测验

早孕试纸用起来很方便也很快捷，很多女性已习惯用早孕试纸来测试自己是否怀孕。

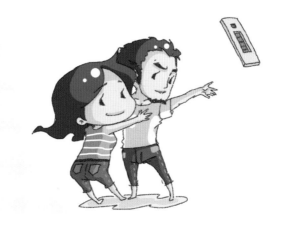

B超检查

如果B超检查中发现子宫体积变大，同时子宫内壁变厚，就能确认你怀孕了。在怀孕4周半时，利用B超检查能确认胎囊状态，并由此诊断出孕妈妈是正常怀孕，还是宫外孕。即使早孕试纸显示已怀孕了，也建议孕妈妈还要去医院接受B超检查。

孕4周的重点：推算预产期

月经规律者预产期的算法

末次月经月份减3或加9（月份小于3时），天数加7。例如末次月经为2010年3月10日，月份加9，天数加7，预产期为2010年12月17日。用农历计算，则月份减3或加9，天数加15。若月经周期为25天，预产期为在原有天数上相应减5；若月经周期为40天，则预产期为在原有天数上加10。

根据基础体温曲线计算

将基础体温曲线的低温段的最后一天作为排卵日，从排卵日向后推算264～268天，或加38周。

根据怀孕日期计算预产期

根据B超检查推算

月经不规律或者忘记末次月经的女性可以去医院咨询专业医师来计算预产期。医生做B超时测得胎头双顶径、头臀长度及股骨长度即可估算出胎龄，并推算出预产期。

18～20周

根据胎动日期计算

如果你记不清末次月经日期，可以依据胎动日期来进行推算。一般胎动开始于怀孕后的18～20周。计算方法：初产妇是胎动日加20周，经产妇是胎动日加22周。

营养师建议

坚持补充叶酸

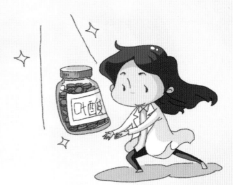

建议从孕前3个月一直到孕后要坚持3个月补充叶酸。叶酸片仍是每天吃1片，不要忘记服用，也不要重复服用。

补充维生素E

前面提到维生素E有助孕的作用，其实维生素E还具有安胎保健的作用，孕妈妈可以多吃一些富含维生素E的食物。富含维生素E的食物有各种植物油，如花生油、玉米油、麻油、大豆油、葵花子油等。其中葵花子油最适合，每天的饮食里包括2大匙葵花子油就可以满足需要了。也可以直接吃坚果，如葵花子、花生、核桃、栗子等。另外，绿叶蔬菜也是维生素E的重要来源。肉、奶、蛋也都含有较丰富的维生素E，孕妈妈可以搭配食用。孕妈妈每日推荐的维生素E摄入量为14毫克。

每天一杯牛奶

牛奶营养丰富，容易消化，营养吸收率相对较高，最重要的是补钙效果很好，建议孕妈妈每天喝一杯牛奶。

喝牛奶很方便，可以在早上喝，对胃有保护作用，还可以为上午工作提供高效能量；也可以在晚上喝，夜间血钙水平最低，牛奶中的钙会被最大限度地吸收。牛奶有很好的安神作用，睡眠不好的孕妈妈更适合在晚上喝。也可以在下午当作加餐，帮助孕妈妈迅速补充营养。

不喜欢牛奶可改喝酸奶

有些孕妈妈很不喜欢喝牛奶，还有的孕妈妈在孕吐期会特别讨厌喝牛奶。如果是这样，建议试试喝酸奶。

应有针对性地服用营养素制剂

健康的孕妈妈不要随便补充营养素制剂，但若饮食不规律，也无法使饮食在现有基础上变得更营养，或者身体的确有些营养不良，可能需要补充一些营养素制剂，但补充营养素制剂一定要有针对性，不可随便补。

补充营养素制剂前，最好先去医院进行一次营养状况的检测，明确身体是否缺营养、缺什么营养、缺多少。

如果的确缺少营养，且有针对性不良反应等，应告诉医生自己已经怀孕，请医生考虑对怀孕最有利的补充方式。

如果检测结果显示并不缺少营养，或仅是少量缺少营养，最好采用食补的方法，找出最适合的食物，用能最大限度保留营养的方式烹饪即可。

不宜大量进补

有的孕妈妈知道自己怀孕之后，为了让胎儿能够迅速发育，马上开始大量地进补。其实怀孕第一个月时，胎儿还很小，对营养的需求量也不大，孕妈妈只要维持正常饮食，保证营养质量即可。

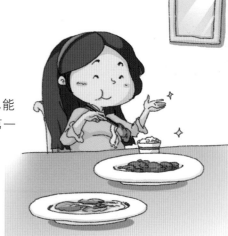

安胎食谱

鸡汤豆腐小白菜

补充叶酸
♡♡♡♡♡♡♡♡♡♡

豆腐100克，鸡肉100克，小白菜50克，鸡汤1碗，姜丝、盐各适量。

1.豆腐洗净，切成3厘米见方、1厘米厚的块，用沸水汆烫后捞起备用。鸡肉洗净切块，用沸水汆烫，捞出来沥干水备用；小白菜择洗净切段备用。

2.锅置于火上，加入鸡汤，放入鸡肉，加适量盐、清水同煮。

3.待鸡肉熟后，放入豆腐、小白菜、姜丝，煮开即可。

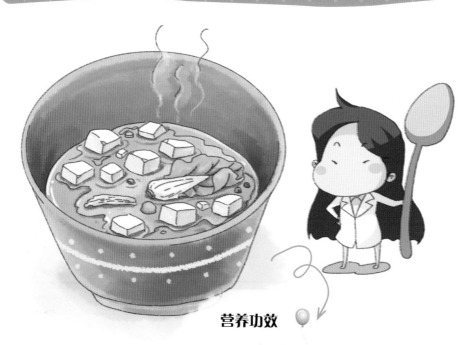

营养功效

这道菜既能补充叶酸，又能开胃，对胎儿神经、血管、大脑的发育都有好处。

菠菜蛋卷

鸡蛋1个，菠菜叶50克，植物油、盐、香油各适量。

1.取鸡蛋液放入碗中，搅打均匀。

2.不粘锅置于火上，刷上薄薄一层植物油，倒入鸡蛋液摊成蛋饼，取出，用厨房吸油纸巾吸走蛋饼两面的油分。

3.菠菜叶洗净，放进开水里焯一下，捞出沥水，剁成菠菜泥，挤去多余的水分，加入盐和香油拌匀，拌好的菠菜泥放到蛋饼上，卷起、切段装盘即可。

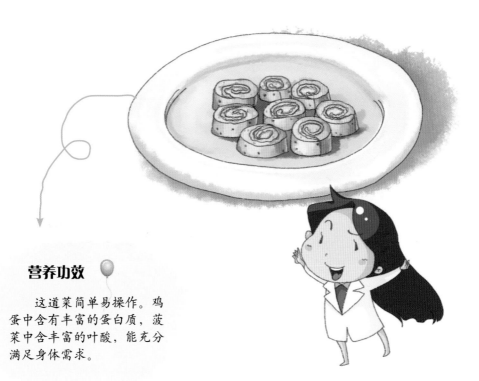

营养功效

这道菜简单易操作。鸡蛋中含有丰富的蛋白质，菠菜中含丰富的叶酸，能充分满足身体需求。

第四章

孕2月，孕吐来啦

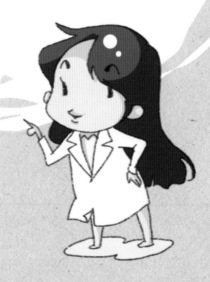

妈妈宝宝变化记

孕5周的变化：胎儿大脑和脊椎形成

从形状上看，胎体可以分为身躯和头部。胎儿的背部有一块颜色较深的部分，这个部分将发育成为脊髓。孕4周时还蜷曲在一起的手脚到孕5周时有了新发展，像植物发芽一样伸展开来。神经管两侧出现突起的体节，体节将会发展成为脊椎、肋骨和肌肉。

胎儿心脏开始跳动

虽然通过超声波无法听到胎儿的心跳声，但胎儿的心脏在不停地跳动。

尽管还没有形成心脏的外观，但已经有了由两个血管结合而成的心室。小小的心室反复收缩，喷出血液。

孕妈妈出现类似感冒的症状

怀孕初期，孕妈妈就像患了感冒一样全身无力、头痛、畏寒，即使不运动也常常感到疲劳。这是由于体内分泌大量的黄体酮而导致的现象，这时应该充分休息，保持轻松的心情。

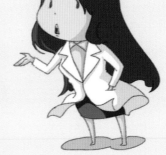

孕5周的重点：孕妈妈开始出现孕吐

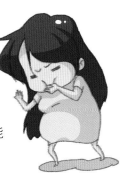

每个孕妈妈出现孕吐的时间都不一样，通常从怀孕4~8周开始，平均持续35天。怀孕14周时症状会减轻一半，而怀孕22周左右时会减轻90%以上。也有一部分孕妈妈在整个怀孕期间都一直承受着孕吐带来的痛苦。

孕吐通常最容易发生在早晚两个时间段，孕妈妈会没有任何原因就发生呕吐。有的时候本来正在安安稳稳地吃饭，可能闻到了什么味道就会出现恶心、呕吐。

产生孕吐的原因

激素的变化：胎盘的绒毛组织分泌的人绒毛膜促性腺激素会刺激呕吐中枢，这是导致孕吐的最根本原因。怀孕5~6周到11~12周，人绒毛膜促性腺激素的分泌量最多，所以这一时期的孕吐最严重。

心理原因：怀孕后会出现孕吐是因为控制内脏的自主神经系统短暂地失衡导致的，所以这时调节好自己的情绪能减轻孕吐。相反的，如果心理压力太大，会加重孕吐。神经较敏感的孕妈妈如果遇到烦恼或不愉快的事情食欲就会减少，甚至会呕吐。

孕吐会导致营养不足吗

正常的孕吐不会造成胎儿营养缺乏，尽管吐出去了一部分，毕竟还有大部分食物营养是被身体吸收了，而此时的胎儿非常小，也的确不需要那么多营养，有一点就够了。而且，此时的孕妈妈特别容易感到饿，时不时就会想吃点东西，一般身边也会备些零食，进食量可能并不比平时少，即使少也少不了多少，所以还是能够保证营养摄入的。

孕6周的变化：胎儿开始逐渐呈现雏形

从此时期开始，胎儿逐渐呈现雏形。虽然后面还拖着个小尾巴，但此时四肢已开始像植物发芽一样长出来，能看到明显的突起。面部的雏形也逐渐显现，已形成了眼部的两个黑色突起、耳朵的两个孔、嘴和鼻子的小缝隙。

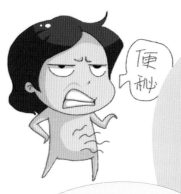

便秘

胎儿大脑快速发育

沿着胎儿脊髓，神经管闭合，而且在神经管一端形成了初期的脑室。同时，心脏管融合并开始收缩。此外，肝脏和胰脏、甲状腺、肺等器官也开始呈现出原始的形态。

头痛

孕妈妈出现便秘症状

怀孕后，食物到达肠胃的速度会减慢，而且子宫增大，因此会压迫胃。此时胃和十二指肠内的食物容易沿着食管逆流，所以会导致胸闷，同时容易造成消化不良，从而引起便秘。孕妈妈有时会莫名其妙地出现腹部疼痛。

孕妈妈头痛症状加剧

怀孕后，可能出现头痛症状加剧的情况。平时没有头痛症状的孕妈妈在怀孕初期容易出现头痛症状，但是怀孕3个月后这种现象会自然消失。怀孕后出现头痛时不能擅自服用止痛药，一定要和医生商量后，采取适当的措施，或者按照医生的处方用药。

孕6周的重点：要准备营养丰富的饮食

孕妈妈口味会发生改变

孕妈妈的口味喜好会发生很大变化，原本喜欢吃的食物怀孕后一看到就恶心，原本不喜欢吃的，现在反倒特别喜欢。孕妈妈强烈嗜食某种食物，大多时候可以看作是身体里缺乏这种食物可以提供的某种营养素。孕期想吃什么就吃点什么，不需要太克制。只是不要吃过量，不吃那些被明确列在黑名单上的食物就行。

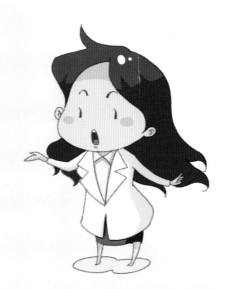

有利于胎儿大脑发育的零食

坚果是对胎儿发育很有帮助的零食，坚果中蛋白质、矿物质，以及各种维生素含量较高，特别是核桃。孕妈妈怀孕期间食用栗子也有与核桃仁相同的功效。与之类似的诸如葵花子、南瓜子、松仁、榛子、花生仁等都是不错的健脑食品。只是孕妈妈在食用的时候一定要适量，因为这些坚果本身油脂含量丰富，过度食用会给肠胃带来负担，引起消化道方面的疾病。

将花生仁、松仁等拿来做菜也是不错的选择，这样既可以有效弥补三餐中营养物质的不足，又可以积极促进胎儿大脑的发育。

孕7周的变化：胎儿心脏的形成

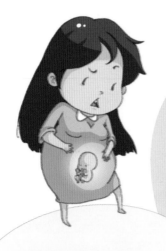

胎儿面部日渐清晰

本来只有雏形的脸部变得更加清晰。突起的鼻子已经在一张一合地运动，能很清楚地看到小黑点一样的眼睛和鼻孔。

胎儿心脏完全形成

心脏明显地分化为左心室和右心室。心脏以每分钟150次的速度快速搏动。胎儿的腹部形成了即将形成肝脏的突起，而肺部形成了支气管。胃和肠初现雏形，同时形成了盲肠和胰脏。

孕妈妈很容易尿频

随着子宫的增大而挤压膀胱，很容易导致尿频，有时还会伴随排尿不畅。这种现象将一直持续4个月，直到子宫下降到膀胱的上面。虽然尿频本身并不是什么严重的问题，但是排尿时如果出现疼痛，就应该当心是否患有膀胱炎。为了防止膀胱炎，平时要注意卫生，尽量不要憋尿。

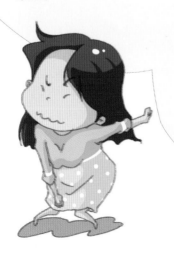

孕7周的重点：预防流产

防止流产的生活守则

1.节制性生活：性生活时腹部受到的挤压和宫颈受到的刺激均会诱发宫缩。在孕早期，胎盘的附着尚不牢靠，宫缩非常容易导致流产，所以孕早期应禁止进行性生活。

2.防止意外受伤：孕妈妈们出门最好穿平底鞋；孕期尽量不要外出旅游；做家务时避免危险性动作，如登高等。

3.摄取均衡的营养：远离烟酒，远离易造成流产的食物，不吃辛辣的食品；尽量少食多餐，须保证大便通畅，避免肠胃不适。

4.充分的休息：切勿过度劳累，不要做过重的体力劳动，尤其是增加腹压的负重劳动，如提水、搬重物等。

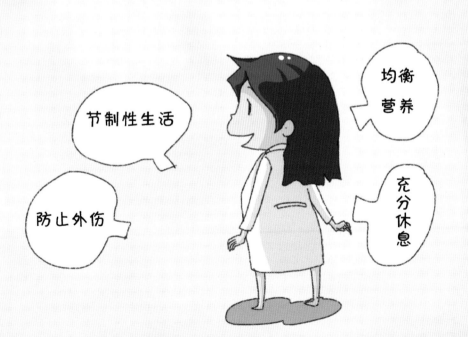

节制性生活

均衡营养

防止外伤

充分休息

孕8周的变化：胎儿手臂和腿部开始细分

胎儿的脊柱已经变直，因此可以直立身体并能抬头。胎儿的双手放在腹部上面，向外弯曲双膝，姿势就像在游泳。此时已经完全可以区分手臂和腿，而且长度也有很大变化，手指和脚趾也成形了。胎儿的皮肤薄而透明，能清晰地看到血管。

胎儿开始形成耳朵和眼皮

胎儿的脖子上端形成了外耳，脸部形成了眼皮。开始显露出鼻子和嘴唇，同时开始形成生殖器。

孕妈妈子宫变大、体重增加

怀孕前只有鸡蛋大的子宫，已经变得有拳头大了。虽然外表上看不出怀孕的迹象，但是从此时开始，体重逐渐增加，而且腰部曲线也渐渐消失。穿以前的衣服，会觉得非常紧。有时下腹部还有又硬又胀的感觉。

体重

孕妈妈呕吐变严重

这个时期孕吐会变严重。只要闻到异味就会呕吐，甚至把刚吃过的食物也全部吐出。此时要掌握哪些是自己比较敏感的食物，注意避开敏感食物。对于想吃的食物，只能少量食用，但要注意营养。

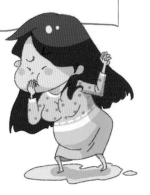

孕8周的重点：定期检查胎儿的状态

　　刚刚植入子宫内膜的胚胎，与孕妈妈的连接还不是很稳定。一旦受到外界干扰，就有发生流产的可能。尤其当孕妈妈还不知道自己已经怀孕的时候，可能会做些剧烈的运动，搬举较重的物品，或进行性生活等，都可能引起流产。注意了这些人为因素，如果还是发生了流产，夫妻双方也不必感到内疚，因为在孕早期有15%～20%的孕妈妈会发生自然流产。这种自然流产大多不是人为因素造成的，而是胚胎本身的问题。如果发生了不可避免的流产，夫妻双方不要太难过，更不要相互指责。

做好定期产检

　　从怀孕到分娩，孕妈妈不知要做多少次大大小小的检查。根据孕妇手册的日程表，孕妈妈应定期做产检，确保自己与胎儿的健康。

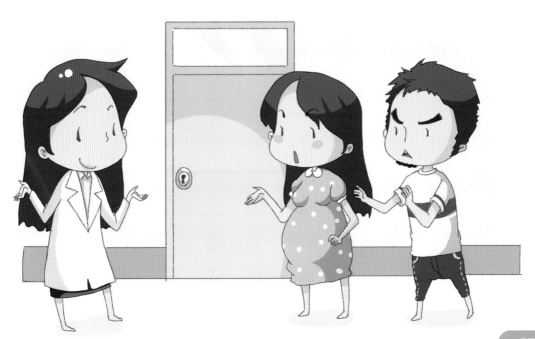

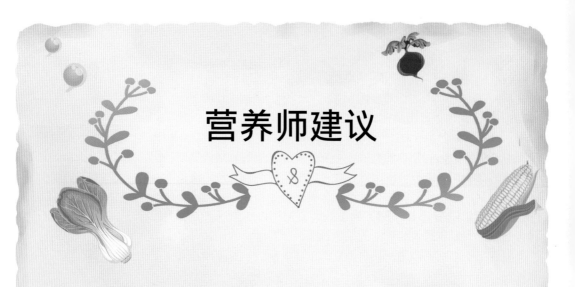

营养师建议

养成好的饮食习惯

　　这个时期是胎儿器官形成的关键期，若孕妇妊娠反应大，建议选择少量进食容易消化的食物，孕吐严重者甚至可以禁食，减轻胃肠负担。孕早期一味进食高蛋白、高营养的食物，未必对孕妇和胎儿有利。

　　由于孕吐反应，很多孕妈妈担心会影响腹中胎儿的营养摄取。其实，如果孕妈妈在孕前身体状况和营养状况良好，就不必担心。而且此时胎儿尚小，所需营养素的量也较少，胎儿可以从母体血液中优先获得自己所需的营养。

　　但是，如果孕妈妈孕前营养状况欠佳，体质又比较弱，就应该及早改善营养状况，把增加营养当成孕早期保健的一项重要内容。

要注意补充水分

　　孕吐时，尽管有时候可能吐得不厉害，但还是有相当一部分水分流失了。因此孕妈妈在孕吐期间一定要注意多补充水分，以免身体脱水。

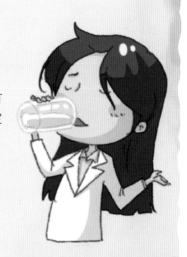

怎样减轻早上严重孕吐

早晨发生孕吐的情况比较多。不少孕妈妈会发现，如果早上没有发生孕吐，那么一整天都会过得比较轻松，因此不让早晨发生孕吐特别重要。下面的几个小方法，可缓解晨吐。

烤面包、烤馒头片和饼干等食物能迅速解除空腹状态，减轻恶心、呕吐出现，孕妈妈可以睡前在床边放一些，起床前先吃几片。

孕妈妈早晨起床时动作要慢，避免胃受到剧烈刺激。

孕妈妈早晨喝水时，可加些苹果汁和蜂蜜，以起到保护胃的作用。

清晨刷牙时经常会因咽部受刺激而产生呕吐，可以学习在此时放松精神，有助于减轻恶心症状。

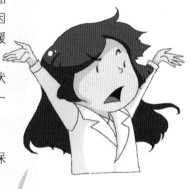

需要提醒一点，早餐一定不能少，否则孕吐很快就会来。可以选择含蛋白质和糖的食物，如温牛奶加苏打饼干。

孕吐时要少食多餐，避免空腹

孕吐说明孕妈妈的肠胃功能较弱，若能减轻肠胃的压力，呕吐情况就会有所缓解，所以孕妈妈可将平时的一日三餐调整为每天吃5~6餐。每次少吃一点，两顿间隔时间短一点，既能缓解肠胃压力，又不易出现空腹的状态，对缓解呕吐症状有帮助。

孕妈妈可以在平常一日三餐之外的上午9-10时和下午3-4时，以及晚上临睡前各加一餐。

随时准备好零食

空腹容易呕吐，所以孕妈妈要经常备些零食带在身边。注意零食一定要选择营养丰富的，以下几种都是好选择。

红枣：具有补血安神、补中益气、养胃健脾等功效，还能防止妊娠期高血压，非常适合孕妈妈食用。

瓜子：瓜子类零食中维生素E、亚油酸、蛋白质等含量较为丰富，且比例均衡，利于吸收和利用。

板栗：板栗有补肾强筋、养胃健脾等功效，常吃还可以消除自身的疲劳。

水果、酸奶、鸡蛋、饼干类：每周吃一定量的水果、酸奶、煮熟的鸡蛋、粗纤维饼干等是十分有利于身体健康的，但每种食物每次都别吃太多。

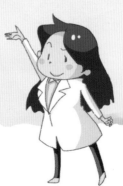

缓解呕吐可以这样吃

1.若孕妈妈对姜的味道不排斥，则可食用姜汤，以改善恶心、呕吐的症状。

2.有些孕妈妈对于带有特殊或强烈味道的食物较为敏感，容易引发恶心和呕吐，所以最好能避免这类食物。

3.在睡前可以吃一些食物，或喝一杯温牛奶，这样第二天起床才不会出现因为空腹感而恶心的情形。

4.尽量挑选自己喜欢吃的食物，不要勉强吃不喜欢的食物。

5.增加单糖的摄取，柳橙汁及葡萄汁都是不错的选择。

6.铁剂容易导致恶心、呕吐，若孕妈妈因为贫血而服用铁剂，在此阶段应该先停止服用。

7.避免吃油炸、油腻、辛辣等具有刺激性或是不好消化的食物。

安胎食谱

青椒土豆丝

开胃，促消化

土豆2个，青椒1个，葱花少许，醋2小匙，油少许，糖1小匙，盐1/4小匙，水淀粉少许。

1.将土豆洗净，去皮，切成丝，放入滴了少许醋的清水中浸泡一会儿，捞出后用清水冲洗2～3次，把淀粉洗出去，沥干；青椒洗净，去蒂，切丝。

2.锅中加少许油，待油温七成热时，放入葱花，爆香后，倒入土豆丝煸炒熟。随后依次放入醋、糖和盐，大火翻炒半分钟。

3.加入青椒丝继续炒半分钟，最后加入水淀粉勾薄芡，翻炒均匀即可。

营养功效

这是一道典型的开胃菜，每周吃上一次是补充能量的好选择。

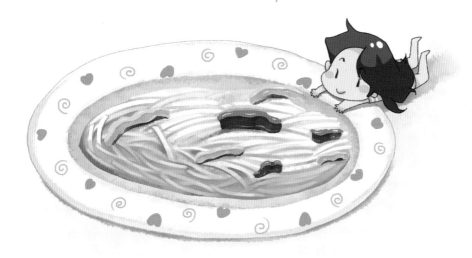

煎鳕鱼

开胃，防孕吐，补充蛋白质
♡♡♡♡♡♡♡♡♡

鳕鱼150克，青柠檬1个，鸡蛋清1份，油、盐、淀粉各适量。

1.1/3个青柠檬切片，待用；其余挤汁，备用。

2.鳕鱼洗净，切块，加盐腌片刻，挤入柠檬汁，裹上鸡蛋清和淀粉。

3.锅内放油烧热，下鳕鱼煎至金黄，装盘时加青柠檬片点缀即可。

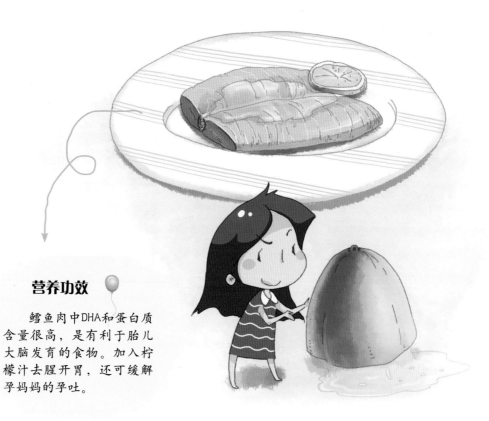

营养功效

鳕鱼肉中DHA和蛋白质含量很高，是有利于胎儿大脑发育的食物。加入柠檬汁去腥开胃，还可缓解孕妈妈的孕吐。

第五章

孕3月，
饮食不要强求

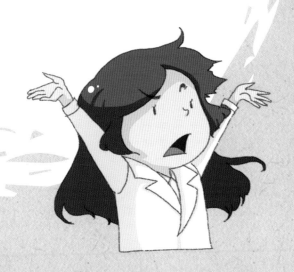

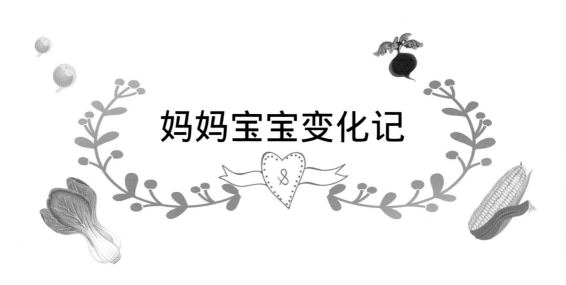

妈妈宝宝变化记

孕9周的变化：胎儿长出手指和脚趾

这个时期，胎儿的小尾巴开始消失。手臂逐渐变长，同时形成了上肢关节，所以可以随意弯曲，而且形成了手指和指纹。腿部开始区分为大腿、小腿和脚，同时形成脚趾。随着胎儿肌肉的发育，孕妈妈在进行超声波检查时能感受到胎动。

胎儿眼皮逐渐覆盖眼睛

胎儿脸部形成了基本的轮廓。几周前开始形成的眼皮渐渐覆盖眼睛，同时外耳的形状清晰可见。除了形成上嘴唇外，还形成了连接头部和身体的颈部。

孕妈妈乳房变大并可摸到肿块

从怀孕早期到怀孕晚期，孕妈妈的乳房变化一直都在持续。这个时期的乳房会明显变大，有时还会伴随疼痛，偶尔能摸到肿块。这也是怀孕时激素导致的结果，所以不用过于担心。

孕妈妈会感到腰部酸痛

随着子宫的增长，孕妈妈会感觉到整个身体都在发生变化。下腹部和肋部开始疼痛，双腿麻木，同时又紧绷得发痛，腰部也会感到酸痛。虽然这是比较正常的现象，但是如果疼痛时伴有出血状况就必须去医院治疗。

越害怕疼痛对于疼痛就越敏感，所以最好保持平和的心态。

孕9周的重点：避开有害环境和易感染环境

不要暴露在电磁波下

少用微波炉

有关科学报告指出，在微波炉中，食物的分子被高频的电磁波振动，产生热量，可以烹熟食物。关键的问题是，如果微波炉密封不好，微波也同样振动旁边使用者身上的分子。由此可以看出，微波也可能给人带来危害，尤其是在孕早期，这有可能会导致胚胎的畸形。

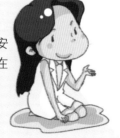

注意摄取维生素，避开有害物质。

安全使用复印机

孕妈妈使用复印机时，身体距离机器30厘米以上为安全距离。目前市面上较新型的复印机把有辐射的部分装在底盘上，这种复印机对身体危害较小。

少用电脑

电脑周围会有高频电磁场产生，孕早期长时间使用电脑可能影响胚胎发育，增加流产的危险性。另外，长时间坐在电脑前，将会影响孕妈妈自身心血管、神经系统的功能，盆底肌和肛提肌也会因劳损而影响日后正常分娩。

避免接触电磁炉

专家们建议：孕妈妈应当避免接触电磁炉。准爸爸要主动承担做饭的责任，让妻子和未来的宝宝远离电磁波的危害，这是准爸爸在妻子孕期应该做的事！

孕10周的变化：全面进入胎儿期

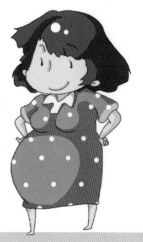

这个时期被称为胚胎期。而从这个时期开始，胎儿全面进入胎儿期。在接下来的时间里，胎儿会不断地进行细胞分裂，逐渐拥有人的形状。而且，进入胎儿期以后，怀孕初期先天性畸形的发生概率会降低，所以孕妈妈可以放心地过正常的生活。

孕妈妈出现妊娠纹了

孕妈妈乳房进一步肿胀，腰围也增大了。乳头乳晕色素加深，有时感觉腹痛，同时阴道有乳白色的分泌物流出。孕妈妈可能会发现在腹部有一条深色的妊娠纹，而部也许会出现褐色的斑块。不过不必太担心，分娩结束后会逐渐消失。

胎儿生殖器官开始形成

胎儿完全形成了脚部所有器官。此时需要注意的是，虽然该时期生殖组织特别发达，逐渐形成生殖器官，但是还无法利用超声波检查判断性别。

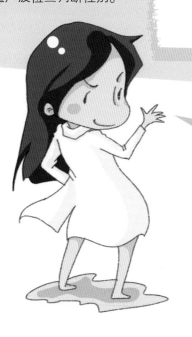

全面进入胎儿期。胎儿从头部到臀部的长度达30～40毫米，体重有5克左右。

孕10周的重点：孕早期必做的检查

这个时期可以进行畸形儿筛查了。根据孕妈妈的年龄、健康状况、病例不同，检查方式也会有所不同。畸形儿的筛查当中能明确确定畸形原因的仅占5％以下。导致畸形儿的原因有父母的遗传因子异常，服用药物，照射X线，细菌、病毒感染等。最重要的是在怀孕初期最好避免这些原因，最好在有这些原因时，及时向有关医生咨询进行处理。

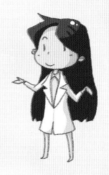

怀孕周数	检查项目
10～13周	染色体检查
15～20周	羊水检查
16～18周	血清生化筛查（AFP，HcG，E3）
20～24周	中期超声波检查

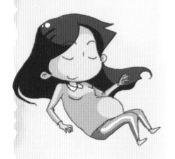

必须接受畸形儿筛查的情况

1.孕妈妈或夫妻双方家属中有染色体异常或曾经生育过染色体异常的宝宝。

2.在麻疹、弓形体检查中出现异常。

3.胎儿的甲胎蛋白、人绒毛膜促性腺激素数量值异常。

4.以生日为基准，孕妈妈年龄超过35岁。

5.出现过习惯性流产，或者因不明原因而出现过死产。

6.在超声波检查中发现胎儿异常。

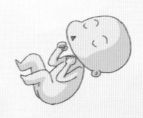

孕11周的变化：胎儿迅速成长

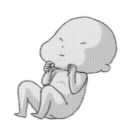

胎儿头部约占全身的一半

从脊髓伸展的脊神经特别发达，能清晰地看到脊柱轮廓。头部占全身长度的一半左右，额头向前突出，头部变长，已形成了下颚。

胎儿外生殖器官开始形成

此时完全形成了肝脏、肾脏、肠、大脑、肺等重要的身体器官，而且各器官可以发挥功能。另外，已经可以看到手指甲或头发等细微部分。同时，外生殖器也开始发育。

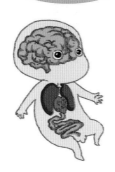

基础代谢增加，需要摄取充足的蛋白质和热量

这个时期孕妈妈的基础代谢比怀孕前增加25%左右，会快速消耗大量的热能，因此应该摄取充分的蛋白质和热量。

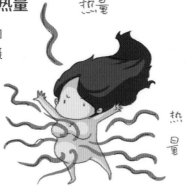

孕11周的重点：增加蛋白质和热量的摄取

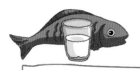

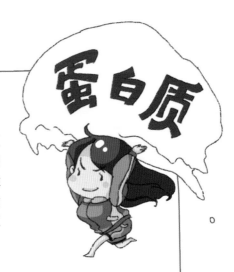

多摄入优质蛋白质

优质蛋白质是胎儿大脑发育的最理想的原料，也是生长发育的物质基础。随着孕妈妈食欲增加和胎儿迅速长大，应注意增加饮食中蛋白质和维生素的摄取量。牛奶、鱼类、豆类都是优质蛋白质的最佳来源。每天喝1~2杯牛奶或豆浆，常吃豆类及豆制品可以很好地补充蛋白质。

不要忘了喝牛奶

营养专家提醒孕妈妈千万别忘喝牛奶。因为牛奶对孕妈妈的身体健康和胎儿的生长发育都有好处。建议孕妈妈每天都喝一杯牛奶。

血量增加，需要补充大量水分

从怀孕初期开始，血量会急剧增多，到妊娠中期时血量增加得最多。血量越多，孕妈妈的排汗量也越多，因此孕妈妈需要补充大量的水分。

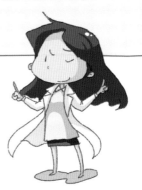

孕12周的变化：胎儿长大两倍左右

在此期间，胎儿会迅速成长，身体会长大2倍左右，而其脸部结构已基本形成。虽然没有生成新的器官，但是巩固了几周前初长成的身体器官。胎儿的肌肉已非常发达，可以在羊水中自由地活动，而且利用多普勒仪能清晰地听到胎儿的心搏声。

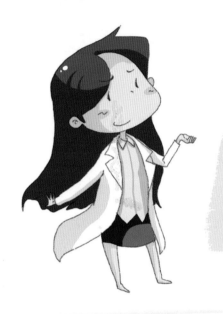

胎儿开始形成指甲

手指和脚趾开始分叉，也长出指甲。胎儿的身上开始生成很多毛囊。内生殖器官也将进一步发育，所以已能区分出性别。

孕妈妈子宫上移到腹部

从此时开始，子宫会从骨盆移动到耻骨上方的腹部。随着子宫上移，膀胱的压迫感会减轻，但是支撑子宫的韧带会收缩，因此容易导致腰痛。如果抚摸腹部，就会感觉到下腹部已经隆起。

孕早期孕吐逐渐消退

怀孕12～14周，孕吐开始消退。当然，孕吐比较严重的孕妈妈，还会持续到16周。如果孕吐消失，就需要开始进行全面的营养管理了。

孕12周的重点：制订规律的生活计划

进入妊娠中期后，孕妈妈的身体状态和心情会有所好转，因此应该以全新的心态制订怀孕生活计划。随着体重的增加，孕妈妈容易变得懒惰，所以要适当地分配做家务、外出和休息的时间。此外，在怀孕期间要早睡早起，严格遵守用餐时间，这些规律的生活将有利于怀孕时的健康和日后的分娩。

日常生活中的动作姿势规范

上下楼梯

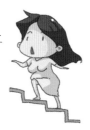

孕妈妈上下楼梯时，要看清楼梯，一步一步慢慢地上下，整个脚掌都必须踩在楼梯的台阶上，不可只用脚尖踩楼梯台阶，也不要弯腰或过于挺胸腆肚，只需伸直背就行。妊娠后期，隆起的肚子遮住了视线，上下楼梯时，更要注意别踏偏或踏空，踩稳了再走。如有扶手，一定要扶着走。

高处取物

孕妈妈在高处取物时，要注意不要将双脚的脚尖踮地，以防止因站立不稳而摔倒。另外，也不要过高地抬起手臂，避免抻到。如果是摘取晾晒的衣物，要注意地面是否有湿滑情况，防止滑倒。

如果在高处的物体过重，还是不建议孕妈妈取物。日常生活中的小细节是非常重要的，希望孕妈妈们一定加倍小心。

蹲下拿东西

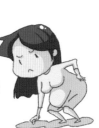

孕妈妈将放在地上的东西拿起或将东西放在地上时，要弯膝盖，不要只做弯腰的姿势和动作。要屈膝落腰，完全蹲下，或单腿跪下，把要拿的东西紧紧地靠住身体，再伸直双膝拿起。

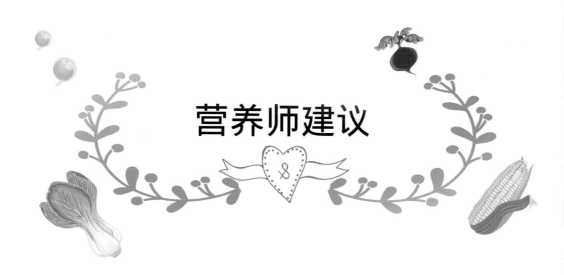

营养师建议

要保证优质蛋白质的供给

虽然这个时期的胎儿体积很小，但它是胚胎发育的关键时期。若此时孕妈妈缺乏蛋白质和氨基酸，会引起胎儿生长迟缓、身体过小等现象，造成胚胎畸变，出生后无法弥补。

孕妈妈在妊娠早期，一定要保证足够的蛋白质摄入量，至少不应低于孕前的蛋白质摄入量。要选取易于消化、吸收和利用的优质蛋白质，如奶类、蛋类、畜禽肉类等食物，确保妊娠早期胚胎发育所需的蛋白质充足。

每周宜吃1~2次海藻类食物

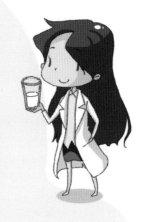

海藻类食物富含碘、硒等多种人体必需的微量元素，是孕妈妈孕期补钙和防治肥胖症、高血压、水肿的佳品。海带有"含碘冠军"的美誉，是孕妈妈最理想的补碘食物。孕妈妈每周吃两次海带即可。最适合孕妈妈的海带吃法是与肉、骨或贝类等清煮做汤。此外，清炒海带肉丝、海带虾仁，或与绿豆、大米熬粥，还有凉拌都是不错的选择。

吃坚果为胎儿健脑

坚果的各类营养素都很优质，在这个时期食用坚果，最重要的价值在于它能补脑益智。孕期吃坚果对增强孕妈妈的记忆力和促进胎儿大脑发育都很有作用。孕妈妈可以备一些核桃仁、板栗、腰果等，每天吃一点。一般建议每天吃大约50克即可，因为坚果中的脂肪较多，孕妈妈本身肠胃较弱，吃多了容易消化不良，甚至出现"脂肪泻"，适得其反。

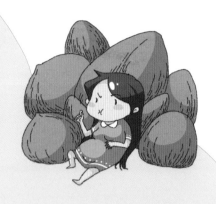

另外，要少吃炒制和盐焗坚果，否则容易上火。尤其到孕中晚期，过多的钠盐摄入还会导致水肿和高血压。有一点需要注意，某些坚果容易引起过敏。本身是过敏体质的孕妈妈如果吃了某种坚果之后，出现面部红斑、瘙痒、眼角充血、耳根部溢液等症状，说明对这种坚果过敏，以后应尽量少接触此种坚果。

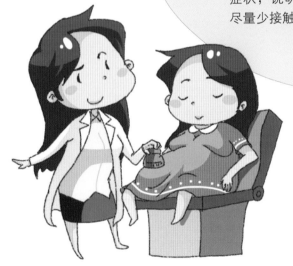

及早预防孕期便秘

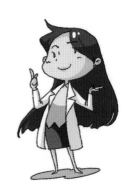

孕妈妈孕早期、中期、晚期都可能发生便秘，饮食上需要多加注意。

多吃富含膳食纤维的食物，膳食纤维不容易被肠道消化，还能吸收水分，软化粪便，减轻排便的难度。各种蔬菜、水果，以及谷类食物都富含膳食纤维，可适量食用。

多喝水

大便秘结与粪便干燥有关。在增加膳食纤维摄入的同时，多喝水，补充足够水分，可以更好地软化粪便，缓解便秘。平时就容易便秘或者孕后有便秘倾向的孕妈妈每天的饮水量要保证在2000毫升左右。

少吃加重便秘的食物

吃过多辛辣刺激性食物、过多肉食、过于精细的食物都可能加重便秘，一定要注意合理食用。

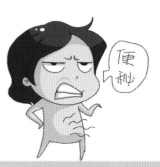

补充维生素E

一般成年女性每天的维生素E需要量是8毫克左右，孕期则需要10毫克左右。含有丰富维生素E的食物有粗粮、大豆、芝麻、萝卜、菠菜、瓜子、鱿鱼、虾等。

补充铁元素

为预防孕妈妈贫血，增加铁元素的补充至关重要。为了摄取和补充铁，可食用鱼、肝、牡蛎、海螺等。

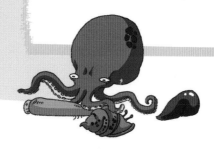

安胎食谱

芹菜炒豆干

开胃、补充能量

♡ ♡ ♡ ♡ ♡ ♡ ♡ ♡

芹菜300克，白豆干8块，红辣椒2个，辣椒油、盐各适量。

1. 将白豆干切细丝，放入温水中，加盐泡5分钟，捞出沥干。
2. 芹菜去叶切段，放开水内略氽烫，过凉；红辣椒去籽，洗净切丝。
3. 锅中放辣椒油烧热，放入豆干、芹菜、红辣椒翻炒至熟，加盐略炒即可。

营养功效

芹菜中含有丰富的维生素和膳食纤维，豆干中含有丰富的蛋白质和钙。芹菜和豆干是经典搭配，特别开胃，适合孕早期孕吐的孕妈妈食用。

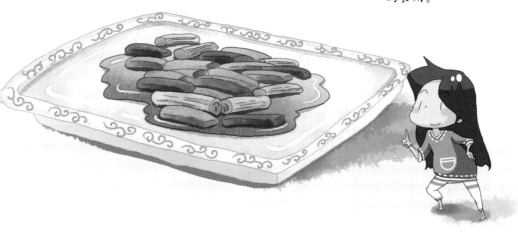

乌鸡汤

健脾补肾，补充能量
♡ ♡ ♡ ♡ ♡ ♡ ♡ ♡ ♡

乌鸡1只，干黄花菜100克，葱、姜、料酒、盐各适量。

1.乌鸡洗净切成块，放入砂锅，加入葱、姜、料酒，大火烧沸。

2.黄花菜洗净，放入砂锅，转小火煮至鸡肉熟烂。

3.加入盐调味即可。

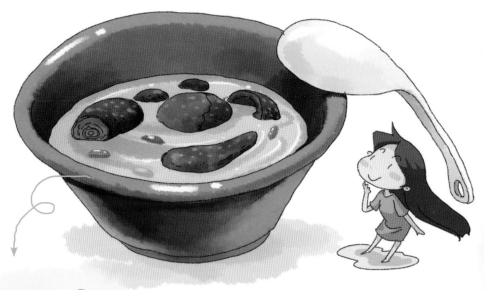

营养功效

鸡肉中的维生素E和维生素B_2含量较高。黄花菜含有丰富的维生素C，也很适合孕期的孕妈妈。常吃能够疏肝理气、健脾补肾。

第六章

孕4月，
放下忐忑，随心而食

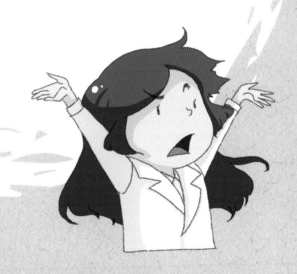

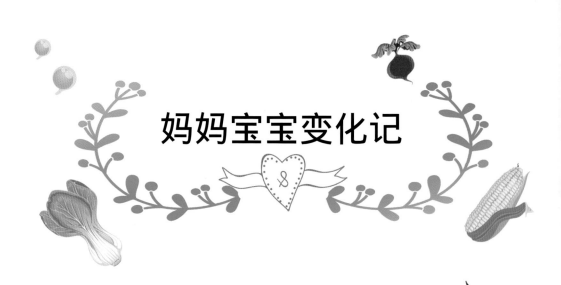

妈妈宝宝变化记

孕13周的变化：具备较完整的脸部形态

此时胎儿开始具备较完整的脸部形态。两只小眼睛集中在鼻子两侧，耳朵也移动到头部两侧。眼睑还依然覆盖着眼睛，但是眼睛已经完全长成。

孕妈妈的体形看上去有了明显变化

进入妊娠中期，虽然孕妈妈腹部没有明显的变化，但是臀部、腰部和大腿上已经有明显的赘肉，而且平时的衣服都不合身了。经产妇的体形变化比初产妇更迅速、更明显。

孕妈妈胸部变大，出现静脉曲张

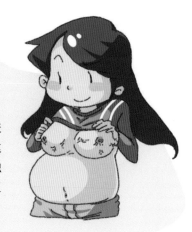

怀孕前，乳房的重量为200克左右。随着怀孕进程向前推进，乳房逐渐长大，到了怀孕后期，就会达到平时的2~4倍。由于乳腺的发达，妊娠中期还能触摸到肿块，甚至还伴随着疼痛。另外，乳房表皮的正下方会出现静脉曲张，乳头的颜色变深。

孕13周的重点：增加铁的摄入量

学会孕期休息小妙招

进入妊娠中期，孕妈妈的子宫会逐渐增大，会给日常生活带来许多不便，比如躺下睡觉时会觉得累，这时孕妈妈可选择抱着长形的抱枕侧卧，就会比较舒服。当仰卧睡觉时，将枕头垫在头侧或腰侧，身体稍稍倾斜，就可以使孕妈妈舒服很多。在睡觉前，进行伸展运动或稍加按摩，能缓解孕妈妈身体的紧张和疲劳。

提早做预防腰背痛的运动

许多女性在怀孕期间常会感到腰酸背痛，这是由于日趋增长的胎儿体重改变了孕妈妈的身体重心。那么，怎样才能缓解孕期的腰酸背痛呢？

1.站直，两脚脚尖朝前，两脚分开与肩同宽。双手放在腰部两侧做深吸气。

2.呼气，两手支撑腰背部，身体向后倾，使腰背部呈拱形，反复10次。

3.仰卧在地板上，双手放在身体两侧，两腿弯曲，两脚掌踩地，收缩腹部和臀部肌肉，将骨盆向上抬起，然后将腰背部轻压地板，放松，反复10次。

要在此时期增加铁质的摄取量

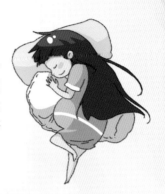

从妊娠中期开始，母体的红细胞会大量增加，而且胎儿所需的铁质也在增加，所以孕妈妈必须充分补充铁质。胎儿通过胎盘吸收造血需要的铁，为了防止母体铁供应量不足，应该在体内储存相当数量的铁。跟怀孕前相比，怀孕中要增加60%～80%铁的摄取量，因此用餐时尽量多吃富含铁的食物。富含铁的食物有动物肝脏、海藻类、鱼类、绿黄色蔬菜等。食用这些食物时，要同时食用有助于铁吸收的食物。因为人体对铁的吸收率很低，只有食用量的10%能被身体吸收，所以孕妈妈应该同时食用帮助铁吸收的蛋白质和维生素C。

孕14周的变化：可以区分胎儿性别

随着胎儿生殖器官的发育，男女生殖器官的区别更加明显。男婴开始形成前列腺，而女婴的卵巢从腹部移到骨盆附近。

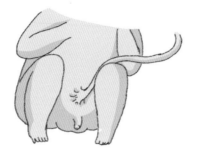

胎儿的生殖器官开始发育，体重达到25克左右。

胎儿的全身长出了汗毛

胎儿的面部继续发育，逐渐形成面颊和鼻梁，耳朵和眼睛已经归位。

胎儿的皮肤上开始长出螺旋形汗毛，而且覆盖全身。这些毛会决定胎儿将来的肤色，同时也有保护皮肤的作用。

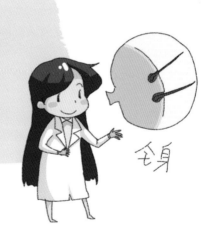

全身

孕妈妈食欲开始增加

这个时期，大部分孕妈妈害喜的症状会消失，食欲会开始恢复。此时，想吃的食物会突然增多，而且饭后还有食欲。这个时期开始，应该全面食用营养食品，但是要注意防止过度发胖。怀孕中的肥胖容易导致妊娠期高血压疾病，还会影响正常分娩。

孕14周的重点：通过运动与饮食调节体重

怀孕期间体重增加多少为正常

孕期体重增长的速度并不恒定，有些孕妈妈可能增长平稳，也有些孕妈妈可能呈阶段性增长，某个时期增长得多，某个时期增长得少，但只要总体上在增长，就不能算不正常。

一般而言，孕1~3个月体重增加2千克左右；孕4~9个月大约保持每周增长0.5千克的速度；孕10个月体重增加速度较慢，每周增加0.5~0.9千克。这只是一个参考值，会有个体差异。只要产检表明孕妈妈和胎儿都十分健康，并且孕妈妈自我感觉良好，那就没必要过于担心体重问题。各部分体重的增加值大约如下：

胎儿	3.4千克
增大的子宫	0.9千克
胎盘	0.68千克
羊水	1千克
胀大的乳房	1千克
额外的血液或其他体液	3.6千克
额外储存的脂肪	3.2千克

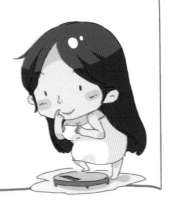

可以进行有规律的运动或做体操

适度的运动能解除孕妈妈的疲劳，改善睡眠，缓解紧张的情绪，减轻下肢水肿、静脉曲张、便秘等症状，有效地调节神经系统的功能，保持精神饱满、心情舒畅。

胎儿的正常发育也需要适当的运动刺激。适当的运动能够促进孕妈妈的血液循环，增加氧的吸入量，提高血氧含量，加速羊水的循环，从而有助于胎儿大脑、感觉器官、循环和呼吸系统的发育，增强胎儿的免疫功能，使胎儿发育处于最佳的状态。

孕15周的变化：胎盘完全形成

这个时期，胎盘完全形成。胎盘具有保护胎儿、提供营养和氧气的作用。此时羊水的量也开始增多，胎儿在羊水中可以自由地活动。

胎儿开始长出眉毛和头发

胎儿的皮肤又薄又透明，所以能清晰地看到血管，而且全身皮肤都被纤细的汗毛覆盖。从这时候开始，胎儿会长出眉毛和头发，而且毛囊也开始生成决定头发颜色的色素。

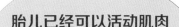

胎儿已经可以活动肌肉

妊娠中期，超声波检查能看到胎儿的各种活动。随着肌肉的发育，胎儿会握拳，也会睁开眼睛，还会皱眉，有时还能吸吮自己的拇指。

孕妈妈开始分泌乳汁

虽然离预产期还有较长时间，但是有些孕妈妈乳房内已经开始生成乳汁。随着乳汁的生成，乳头上分泌出少量灰白色乳汁。分泌乳汁时可在胸部垫上棉纱，并在洗澡时用温水轻轻地清洗乳头。

孕妈妈腹部和髋部开始感到疼痛

随着子宫的增大，支撑子宫的韧带会受到拉扯，因此腹部和髋部会出现疼痛感。一般情况下，突然活动就会出现腹部疼痛的情况，所以活动身体时尽量要缓慢，而且要注意保持腹部温暖。

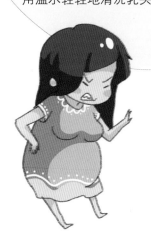

孕15周的重点：准备舒适的孕妇装

抽时间列出所需的孕妇装清单。

孕妈妈可以开始为自己准备孕妇装

随着腹部的增大，逐渐表现出典型的孕妈妈体形。如果在怀孕期间不想变得邋遢，就要学会特殊的自我护理方法，选择适合自己体形、满足自我审美的孕妇装，既舒适又不失个性。

背带裤

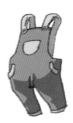

背带裤几乎成为了孕妈妈们的标志性服饰。与长裤相比，与背带裤搭配的上衣不必过于讲究，宽松舒适就可以了。

长裤

有一种孕妇裤，在小腹处是一种特殊的弹性设计，其他部位仅比一般的裤子略微宽松一些，穿起来不会显得臃肿。

上衣

用伸缩性好、不刺激皮肤的材料制作成的衣服，在产前、产后都能穿。

套装

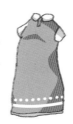

一般来说，从妊娠中期开始换穿孕妇装。建议可以先买2~3套孕妇装，同时可搭配较为宽大的娃娃装或上衣，到了孕晚期再添购1~2套外出服。

孕16周的变化：胎儿发育迅速，开始有了小动作

胎儿达到三等身的比例

胎儿头部有鸡蛋般大小，全身逐渐达到三等身的标准。开始生成皮下脂肪，身体的骨骼和肌肉会更加结实，汗毛覆盖全身。神经细胞的数量跟成人相差无几。神经核细胞的连接几乎消失，条件反射也更加精确。

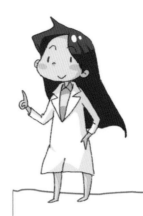

孕妈妈下腹部明显增大

随着食欲的增强，孕妈妈体重会迅速增加。妊娠中期，身体也已经适应怀孕，所以富有活力。此时，下腹部会明显变大，所以周围的人对其怀孕的事实一目了然。除了腹部外，臀部和全身都会长肉，所以要注意调整体重。

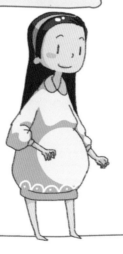

孕妈妈能够感受到第一次胎动

一般情况下，怀孕16～20周能感受到第一次胎动。每个人感受第一次胎动的时间有所不同，而且胎儿的活动程度也不一样，所以这时期没有感受到胎动也很正常。何况第一次胎动很微弱，其强度充其量让人感觉"肚子内有东西紧缩了一下"而已，所以第一次怀孕的孕妈妈，经常会错过第一次胎动。只有有过怀孕经验的孕妈妈或对胎动比较敏感的孕妈妈，才能真实地感受到第一次胎动，而且深深体会到怀有新生命的喜悦。

孕16周的重点：全面开展胎教

羊水检查

本周可以进行羊水检查，主要对于患有妊娠期高血压疾病的高龄孕妈妈使用这种方法，通过腹部和子宫采取少量的羊水检查畸形儿，有99%的准确率。

孕妈妈要从本周开始全面开展胎教

从此时起，胎儿开始有足够的空间在子宫内自由地活动，孕妈妈可以感觉到肚子里面轻微的胎动，因此可以开始进行更积极、更全面的胎教。

胎动是衡量宝宝健康状态或情绪的指标，因此胎动突然减少或增多时，孕妈妈应该要注意。

时间	胎动变化
16～20周	胎儿位于妈妈肚脐的下方，子宫空间很大，足够让胎儿在子宫内自由活动。孕妈妈能感觉到肚子里面轻微的胎动
21～25周	胎儿移动到妈妈肚脐正上方，而且在羊水中自由地蠕动。这个时期，胎儿的活动方式也更加丰富，所以胎动也更明显。胎儿的听觉已经很发达，所以可以对外部声音做出反应
26～30周	这个时期，原来在羊水中游泳的胎儿，现在将头部朝下。由于脚部朝上，因此会踢到孕妈妈的上腹部。这个时期，胎儿的肌肉比较发达，所以用脚踢妈妈的腹部时，还会造成一定程度的疼痛
31～35周	怀孕30周以后，胎儿的手脚活动非常有力，甚至从肚皮上也能看出胎儿的手脚印。该时期的胎动非常活跃，足以让孕妈妈在半夜被惊醒
36～40周	胎动有所减少。随着临近分娩，胎头会移动到骨盆内，所以虽然胎儿在继续活动，但是孕妈妈的感觉变得微弱

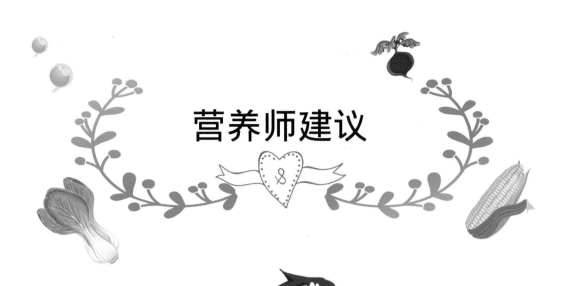

营养师建议

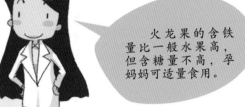

火龙果的含铁量比一般水果高，但含糖量不高，孕妈妈可适量食用。

增加铁的摄入

随着孕妈妈体内血液量的增加，铁的摄入量也需要增加。适当补充含铁丰富的食物，如猪肝、瘦肉、蛋黄等，以预防缺铁性贫血。多吃新鲜蔬菜和水果，以促进铁的吸收。

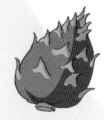

增加优质蛋白质的摄入

优质蛋白质是胎儿大脑发育的最理想的原料，也是生长的物质基础。随着食欲增加和胎儿迅速长大，应注意增加饮食中蛋白质和维生素的摄取量。牛奶、鱼类、豆类都是优质蛋白质的最佳来源。每天喝1~2杯牛奶或豆浆，常吃豆类及豆制品也可以很好地补充蛋白质。

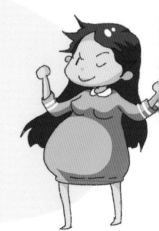

荤素兼备

不要整天大鱼大肉，要注意蔬菜中维生素的摄取。美国科学家的一项新研究结果显示，如果在孕期多摄取蔬菜、水果和含蛋白质的食物，有助于预防新生儿白血病。

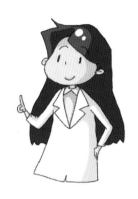

粗细搭配

大米和面食可以提供胎儿迅速生长需要的能量，而且面食中含铁多，肠道对其吸收率也高。同时搭配一些小米、玉米、燕麦等杂粮，不但有利于营养的吸收，还可以刺激胃肠蠕动，缓解便秘症状。

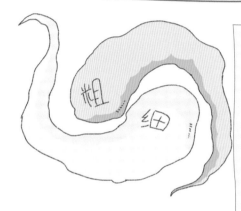

控制脂类摄入

避免进食过多的油腻食物和油炸、高热量食品，防止自身体重增加过快。

多吃益智类坚果

经常吃一些核桃、松子、葵花子、杏子、榛子、花生等坚果，这些食物富含胎儿大脑发育必需的脂肪酸，在胎儿大脑发育关键期孕妈妈可以当零食多吃点。

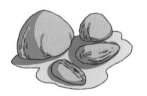

多摄取膳食纤维

　　膳食纤维是食物中不被人体胃肠消化酶分解、不可消化成分的总和，可刺激消化液分泌，改善胃肠道菌群，增加排泄物的体积，缩短食物在肠内的通过时间，帮助肠胃做运动，缓解孕期便秘。孕妈妈的消化速度较慢，容易胀气、便秘，在饮食中应注意多摄入膳食纤维。

　　一般情况下，常人每日从膳食中摄入8～10克膳食纤维，相当于摄入500克蔬菜或250克水果。孕妈妈每日膳食纤维的总摄入量在20～30克为宜。谷类，特别是一些粗粮、全麦食品，各类果仁、豆类及一些蔬菜、水果等都含有丰富的膳食纤维，孕妈妈应保证每天都吃一些新鲜蔬菜和水果。

要避免食用高热量食物

　　大部分孕妈妈都会在孕吐症状消失后迫不及待地吃很多自己喜欢的食物，甚至误认为孕妈妈的食欲就代表胎儿的食欲。如果毫无节制地暴饮暴食，体重会直线上升。孕妈妈要注意控制高糖分、高热量、高脂肪食物的摄取量。此外，还要改掉吃宵夜的习惯，因为睡觉前食用的食物很容易转化为脂肪。

安胎食谱

牛肉末炒豌豆 补充维生素和铁

♡♡♡♡♡♡♡♡♡♡

瘦牛肉100克，豌豆200克，葱、姜各少许，酱油、料酒各1小匙，植物油、盐各适量。

1. 瘦牛肉洗净，剁成肉末；豌豆择洗干净；葱、姜切成细末备用。

2. 锅内加入植物油烧热，加入葱、姜爆香，加入牛肉末略炒，烹入料酒，加入酱油，翻炒均匀。

3. 加入豌豆、盐，大火炒熟即可。

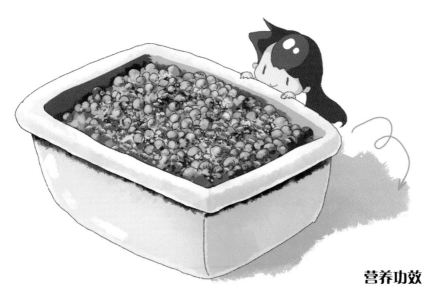

营养功效

这道菜可以为孕妈妈补充多种维生素和铁，帮助孕妈妈提高机体免疫功能，预防缺铁性贫血，并促进胎儿神经系统的发育。

牛肉番茄汤

补铁防贫血
♡♡♡♡♡♡♡♡♡♡

牛肉500克，番茄2个；土豆1个，洋葱半个，葱、姜、料酒、盐各适量。

1.牛肉洗净，切成3厘米见方的块；在水中放少许料酒和姜片，水煮滚后放入牛肉汆烫片刻，去除血水和腥味，捞出备用。

2.土豆洗净，削皮后切成大块；番茄洗净切大块；洋葱切大片备用。

3.锅置于火上，在锅中放入八分满的水，加入所有加工好的材料，以大火烧开，再转为小火，炖煮约1小时后，加盐调味，再煮10分钟即可。

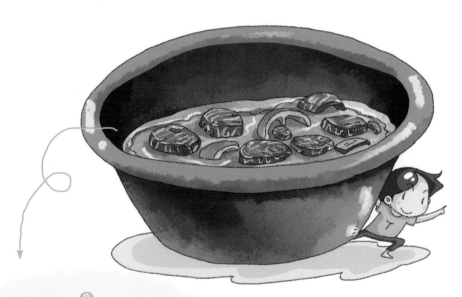

营养功效

　　番茄中含丰富的维生素C和番茄红素；土豆含有糖、维生素C；牛肉含有蛋白质、B族维生素、铁等营养素，经常食用能帮助孕妈妈补铁，防止孕期缺铁性贫血。

第七章

孕5月，
营养均衡最重要

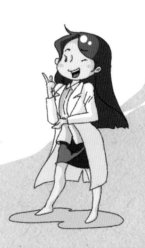

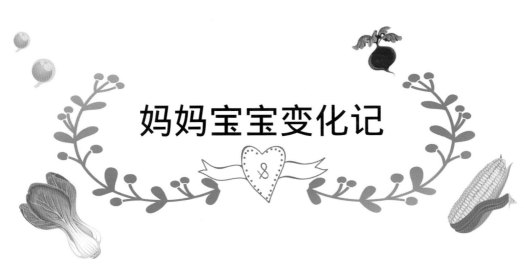

妈妈宝宝变化记

孕17周的变化：胎儿生成褐色皮下脂肪

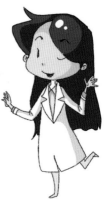

这个时期，胎儿最大的变化是皮下开始生长脂肪。脂肪能调节胎儿的体温，保持正常的新陈代谢。虽然这时期的脂肪量很少，但是临近分娩时，脂肪将会占体重的70%左右。

孕妈妈呼吸在此时期会变得比较困难

随着子宫的增大，会向上顶压胃肠，所以孕妈妈饭后总会感到胸闷、呼吸困难。跟怀孕前相比，子宫或其他器官需要2倍以上的血液，所以心脏的活动会更加活跃。

胎儿听觉器官在此时开始变得发达

这个时期，胎儿的听觉器官会很发达，耳骨会变硬，因此可以听到外面声音。胎儿不仅能听到妈妈的心跳声和消化器官发出的声音，而且还能听到来自妈妈肚子外面的声音。另外，还会随着神经系统的发育产生味觉。

胎儿通过胎盘吸收氧气

这个时期胎儿的循环系统和泌尿系统会完善自己的功能。胎儿通过胎盘吸收需要的氧气，而且以吸入羊水和吐出羊水的方式进行呼吸。胎儿将脐带抓起来又放下，就像玩玩具一样怡然自得。

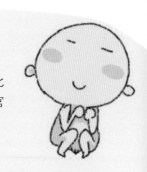

孕17周的重点：控制体重，加强运动

进入妊娠中期要特别注意控制体重

进入妊娠中期，孕妈妈的体重应该每个月增加2千克左右，但是也有体重增加超过3千克的情况。体重的过度增加，会导致难产、胎儿发育停滞、妊娠糖尿病、孕期高血压等，所以要特别注意控制体重。

如果1周内的体重增加超过0.5千克，就应该注意均衡地摄取所需的营养，同时减少糖的摄取量来进行体重控制。

妊娠中期可选择对孕妈妈有益的运动

妊娠中期，胎盘已经形成，所以不太容易造成流产了。这个时期胎儿还不是很大，孕妈妈也不是很笨拙，所以在妊娠中期增加运动量是非常适合的。

游泳

游泳可以锻炼孕妈妈的全身肌肉，促进血液流通，能让胎儿更好地发育。同时，孕期经常游泳还可以改善情绪，减轻妊娠反应，对胎儿的神经系统有很好的影响，但游泳时要防止别人踢到宝宝。

散步

对于不会游泳的孕妈妈，每天早晚散步也是一种很好的运动，既能促进肠胃蠕动，又能增加耐力，耐力对分娩是很有帮助的。孕妈妈在走动的同时，还可以刺激胎儿的活动。

孕18周的变化：胎儿心脏跳动更加活跃

随着胎儿心脏跳动的活跃，利用听诊器可以听到胎儿的心跳声，而且利用超声波检查可以查出心脏是否有异常。这个时期，胎儿的骨骼大部分是软骨，并开始逐渐变硬。

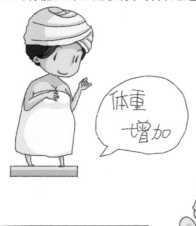

孕妈妈会感觉到胎动。体重比孕前增加4.5～5.0千克。

胎儿的身体长12.5～14.2厘米，体重有150克左右。

胎儿进入全面胎动

这个时期，胎儿开始对外部刺激变得敏感，有时以脚踢妈妈肚子的方式来表达自己的存在。

孕妈妈此时期易患痔疮

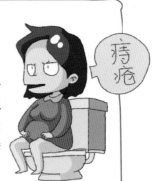

从此时期开始，大部分孕妈妈会受到痔疮的折磨。随着胎儿的成长，直肠受到很大的压迫，因此直肠内的静脉会膨胀，严重时甚至会挤到肛门外，这就是痔疮。出现痔疮时，肛门周围会痒痛，或者坐在椅子上和排便时会出血。可以用冰袋来缓解痒痛，或者在取得医生的同意后接受适当治疗。

孕18周的重点：实施胎教，注意补铁

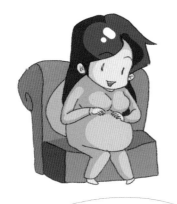

孕妈妈应坚持与胎儿交流

妊娠中期，胎儿大约每20分钟动一次，从这时期开始进行与胎儿的对话交流，就能够取得很好的效果。孕妈妈可以一边温柔地抚摸肚子，一边给胎儿讲故事，或者由准爸爸来给胎儿读童话故事，胎儿在妈妈肚子里就会不知不觉熟悉爸爸和妈妈的声音。

孕妈妈要控制甜食的摄取量

妊娠中期，孕妈妈若想控制体重，应该减少动物性脂肪的摄取量，最好用植物性脂肪代替动物性脂肪。与动物性脂肪一样危险的是甜食。甜食是导致肥胖的根源之一，所以孕妈妈不要一次吃下过多的甜食。

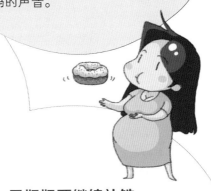

孕妈妈要继续补铁

这时期的孕妈妈血量增加最多，要特别加强铁的摄取。最好通过食物来摄取铁，但如果孕妈妈患有贫血，则需要另外服用铁制剂。服用铁制剂时，最好同时饮用柳橙汁，这样可以提高铁在人体内的吸收率。相反，如果在服用铁制剂的同时饮用牛奶、咖啡、红茶等，会妨碍铁的吸收。

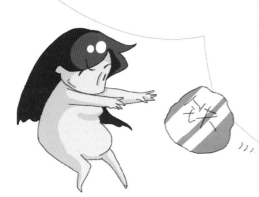

孕19周的变化：胎儿表情越来越丰富

这个时期，胎儿的表情变得非常丰富。有时皱眉头，有时转动眼球，有时面带哭相。头发越长越粗，越来越多。

胎儿大脑持续发育

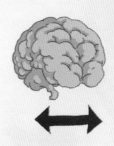

在怀孕4周时，胎儿的大脑和脊椎就开始发育了，而此时期的大脑仍处于发育阶段。随着连接肌肉和大脑的运动神经元的发育，胎儿可以按照自己的意志活动。通过超声波检查，可以看到胎儿的各种动作：有时踢腿；有时弯曲身体；有时伸展腰部；有时吸吮拇指。

孕妈妈乳房变大并分泌出乳汁

随着孕妈妈乳腺的发育和乳房的膨胀，怀孕前的胸罩已经不太合适。如果过于压迫乳头，会妨碍乳腺的发育，因此要换用尺码较大的胸罩。随着哺乳期的接近，乳头上会分泌出少许乳汁。这个时期，皮肤的色素变化会加剧，所以乳头的颜色会加深，偶尔会有疼痛。

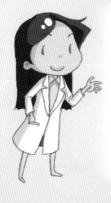

孕妈妈白带增多

由于流入阴道周围皮肤或肌肉的血液量增加，阴道内白色或淡黄色白带会增多。如果分泌物有异味或者带绿色，并且有些黏稠，则表示阴道有可能被感染，所以要注意观察。分泌物很多时最好垫上护垫，同时要穿棉料内衣，这样能减少分泌物对皮肤的刺激。

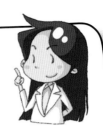

孕19周的重点：了解妊娠中期的性生活

妊娠中期性生活

很多孕妈妈对于孕期的性行为有不少疑问与困惑。只要不过于激烈的话，妊娠中期的性行为是没有问题的。

在腹部发胀、阴道出血时，要节制性行为。如果在性交时出现腹部发胀，就要立即中止，并安静地休息。

正确的体位

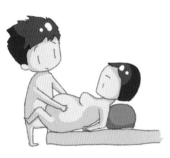

前侧位：腿交错着互相抱着。不进行腹部的压迫，结合较浅，以使孕妈妈的腹部安全。

前坐位：相对坐着的体位。可以调节结合的深浅程度，是对于孕妈妈来说更舒适的一种体位。

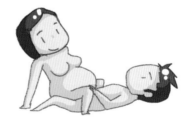

侧卧位：侧卧着，从后面抱住的体位。孕妈妈的身体伸展着，不用担心出现压迫腹部的情况。

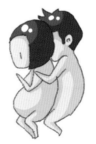

孕20周的变化：胎儿的感觉器官迅速发育

这个时期，胎儿的感觉器官迅速发育。眼、耳、舌、鼻等感觉器官的神经细胞得到全面发展。

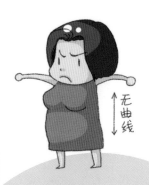

无曲线

胎儿的皮肤表面分泌出胎脂

胎儿的皮肤区分为真皮和表皮。怀孕20周时，表皮变成4层。皮肤上有很多皱纹，而且从皮肤表面的皮脂腺上分泌出白色的胎脂。

孕妈妈腰部线条完全消失

由于子宫逐渐往外挤，所以孕妈妈腹部会越来越大，而且腰部线条会完全消失。由于腹部的压力，肚脐会突出。从肚脐开始，沿着外生殖器生成的妊娠纹会更加明显。从这时期开始，子宫会每周长1厘米左右，而且会出现下腹部的疼痛。

孕妈妈出现尿频症状

随着子宫的增大，肺、胃、肾等器官会受到压迫，会出现呼吸困难、消化不良、尿频等症状，有时还会出现尿失禁的情况。这时应穿上袜裤等内衣，并通过锻炼骨盆的运动来加强骨盆肌肉的弹性。

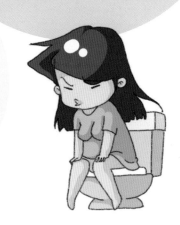

孕20周的重点：了解妊娠纹

妊娠纹的形成

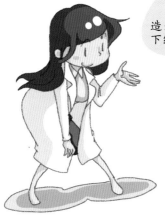

怀孕前的皮肤构造：由表皮、真皮、皮下组织等构成。

怀孕后的皮肤变化：真皮和皮下组织的一部分跟不上皮肤的急剧伸展，出现断裂，产生波浪状花纹。

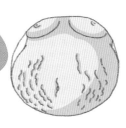

预防妊娠纹的方法

均衡饮食

怀孕期间应补充丰富的维生素及矿物质。由于胶原蛋白本身是由蛋白质构成，所以可以多摄取含丰富蛋白质的食物。避免摄取太油、太甜、太咸（容易水肿）的食物。

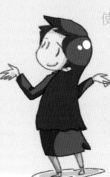

使用托腹带

可以承担腹部的重力负担，以起到减缓皮肤过度延展拉扯的作用。

使用专业的去妊娠纹产品

去除妊娠纹产品能有效补充皮肤的胶原蛋白，在修复断裂的胶原纤维和弹力纤维后，使其重新聚合在一起，同时淡化妊娠纹表面的色素，从而达到去除妊娠纹的目的。

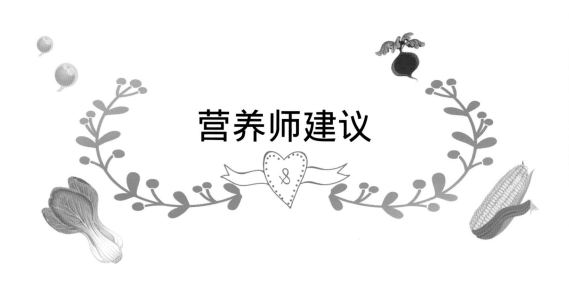

营养师建议

吃一些可以预防妊娠斑的食物

有研究表明，妊娠斑的形成与孕期饮食有着密切关系，饮食上注意些，可以在一定程度上达到防斑效果。

番茄、洋葱、大蒜等可以合成谷胱甘肽，抑制酪氨酸酶的活性，从而减少色素的形成和沉积。

鸡蛋白、海产品、动物肝脏、猪腰、葡萄干等富含硒，硒可预防和治疗黄褐斑。

鲜枣、柑橘、柠檬、黄绿色蔬菜等富含维生素C，能使深色氧化型色素还原成浅色还原型色素，从而达到淡斑目的。

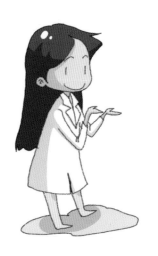

小贴士

孕妈妈要少吃含盐量高的食品，如咸鱼、咸肉、火腿、香肠等，这些食物会使妊娠斑加重。

饮食清淡，预防水肿

平时就容易水肿的孕妈妈在孕期更容易出现水肿现象。孕期水肿一般出现在孕晚期，但有的孕妈妈刚入孕5月就开始了。已经出现水肿的要想办法缓解，还没出现的要从现在就开始预防，尤其在饮食上要格外注意。

孕妈妈的饮食要以清淡为主，要少吃过咸、过辣的食物，这些食物包括火腿、牛肉干、猪肉脯、鱿鱼丝等熏制类食品，以及泡菜、咸蛋、咸菜、咸鱼等腌制食品和方便面、薯片等。清淡饮食可以减少身体中的液体潴留，从而缓解和预防水肿。

控制每日食盐摄入量

孕期盐过量摄入会加重水肿，孕妈妈饮食宜低盐，一般身体健康的孕妈妈每天的食盐量以5~6克为宜。如果已经吃了一些含有食盐的食品，如火腿、咸鱼等，则需要适当减少饭菜中食盐的量。已经患有严重水肿的孕妈妈需要低盐，每天吃盐不得超过2克。

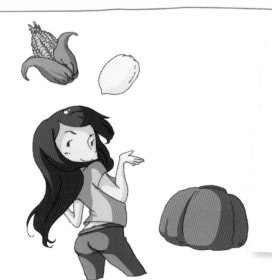

小贴士

口味较重的孕妈妈刚开始很难适应低盐饮食，可以在饭菜里适当加一些不含盐的提味剂，如新鲜番茄汁、柠檬汁等。

睡眠不好的孕妈妈要改掉的饮食习惯

合理的饮食调理能帮助孕妈妈改善睡眠，但若是不小心犯了睡前饮食禁忌，也会扰得孕妈妈睡不安稳，所以，孕妈妈需要了解一些睡前的相关饮食禁忌。

临睡前吃过多食物

孕妈妈的胃肠功能在孕期有所下降，进食过多会加重胃肠负担，导致胃部灼热、消化不良，引起失眠。建议孕妈妈晚上吃得简单些，吃完饭至少2小时后再睡觉。如果需要吃宵夜，要选择粥、面包等易消化的食物。

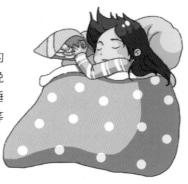

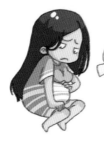

空腹睡觉

让胃空着会影响睡眠，实在吃不下东西时，可吃些清淡的零食。

睡前喝水

虽然孕妈妈需要保证饮水量，但不提倡睡前喝太多水，以免导致频繁起夜上厕所，影响睡眠。如果担心饮水量不够，可以在第二天白天多喝几杯水。

安胎食谱

四季豆烧荸荠

解热、利尿消肿

♡♡♡♡♡♡♡♡♡

荸荠300克，四季豆100克，牛肉100克，高汤、料酒、葱姜汁、水淀粉、植物油、盐各适量。

1.荸荠削皮，切片；四季豆斜切成片；牛肉抹刀切成片，用料酒、葱姜汁各半小匙和盐少许拌匀腌渍入味，再用水淀粉小半匙拌匀上浆。

2.锅内加入植物油烧热，放入肉片用小火炒至变色，加入四季豆片炒匀，烹入余下的料酒、葱姜汁，加高汤烧至微熟。

3.放入荸荠片，放入余下的盐炒匀至熟，用余下的水淀粉勾芡即可。

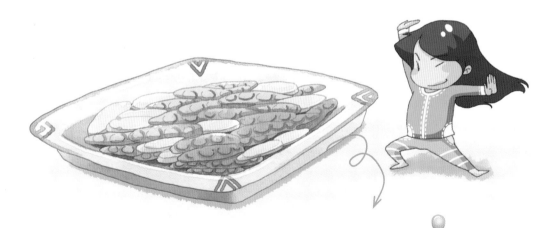

营养功效

荸荠清热泻火、消食、化痰。四季豆可抑制胆固醇的吸收，具有解热、利尿、消肿的功效。

虾皮炒韭菜

补肾健脾，防便秘

韭菜500克，虾皮20克，葱少许，植物油、香油、料酒、盐、鸡汤各适量。

1.韭菜择洗干净，切成5厘米左右长的段；虾皮洗净，用温水泡软，捞出来沥干水，剁成碎末；葱洗净，切成葱花。

2.锅内加入植物油烧热，放入韭菜炒至表面起皱，捞出控油。

3.锅中留少许底油烧热，下入葱花、虾皮，翻炒几下，倒入韭菜炒匀，加入料酒、盐、鸡汤，大火收汁。

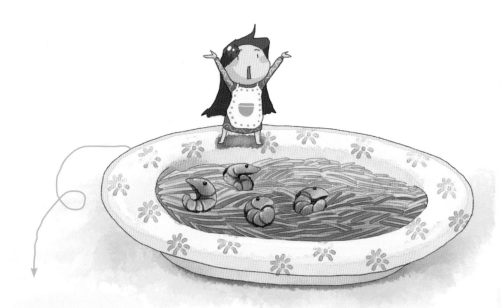

营养功效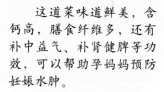

这道菜味道鲜美，含钙高，膳食纤维多，还有补中益气、补肾健脾等功效，可以帮助孕妈妈预防妊娠水肿。

第八章

孕6月，
少吃多餐是关键

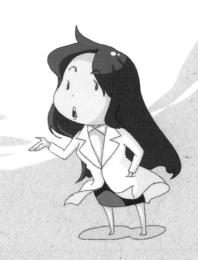

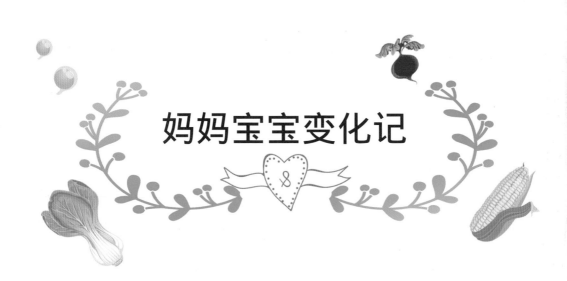

妈妈宝宝变化记

孕21周的变化：胎儿的消化器官开始发育

从怀孕21周开始，胎儿的消化器官越来越发达，可以从羊水中吸收水和糖分。胎儿只能吸收羊水中的水分，而剩下的养分则送到大肠。通过对羊水的吸收，胎儿的消化器官开始逐渐发育。

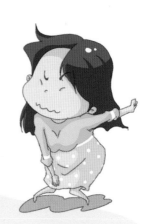

胎儿的胎脂分泌量增加

随着胎脂的增多，胎儿的身体处于滑润的状态。胎脂可以保护胎儿的皮肤免受羊水伤害。

孕妈妈呼吸有些困难

从妊娠中期开始，孕妈妈呼吸有些困难，稍微活动一会就会气喘，这是由于子宫向肺部移动的过程中压迫到肺而引起的。

此外，妊娠中期甲状腺的功能比较活跃，所以跟怀孕前相比，孕妈妈更容易出汗。这个时期最好避免剧烈的运动或者爬上爬下，尽量多休息。

孕21周的重点：控制体重，预防静脉曲张

孕妈妈预防静脉曲张的方法

　　静脉曲张往往随着怀孕月份的增加而逐渐加重，这是因为怀孕时子宫和卵巢的血液量增加，导致下肢静脉回流受到影响，增大的子宫压迫盆腔内静脉，阻碍下肢静脉的血液回流。

　　此外，如果孕妈妈久坐久站，势必加重阻碍下肢静脉的血液回流，使静脉曲张更为严重。轻微时几乎不会觉得疼痛，但随着症状加重形成的疙瘩会很疼痛，腿也变得更沉重，走起路来步履蹒跚。预防静脉曲张最好的方法就是要休息好，只要孕妈妈注意平时不要久坐久站，也不要负重，就可避免下肢静脉曲张。

　　此外，尽量不要穿紧身衣或者高跟鞋。平常休息时，要保持侧卧或者把腿放在椅子上或靠垫上。如果已经出现静脉曲张，最好穿上孕妈妈专用减压弹力袜来促进血液循环，而且要经常由下向上按摩静脉曲张的部位。

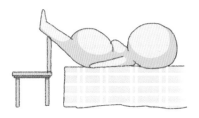

预防静脉曲张的方法

　　静脉不正常拉伸，会导致小腿或大腿疼痛。把脚放在椅子上面，或离地面有些高度，会感到舒服一些。

减轻腿部疼痛

　　尽量不要碰因静脉曲张而引起疼痛的部位，可以用手由下往上按摩腿部。

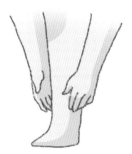

孕22周的变化：胎儿骨骼完全形成

这个时期，胎儿的骨骼已经完全形成。这时期的关节也很发达，胎儿能抚摸自己的脸部、双臂和腿部，还能吸吮手指，甚至能低头。

孕妈妈此时容易出现贫血症状

妊娠中期，孕妈妈的血液量会大大增加，所以很多孕妈妈在妊娠中期容易出现贫血症状。妊娠中期最好充分摄取铁，这样能有效预防贫血。富含铁质的食物有海带、紫菜、木耳、香菇、猪肝、鸡肝、牛肉、猪肾、黄豆等。

胎儿的眼皮和眉毛基本形成

此时胎儿的眼皮和眉毛已基本形成，而且手指甲也能够覆盖到手指末端。

体重增加

由于体重突然增加、子宫增大，身体的重心发生偏移，这些都会破坏原本均匀的体形。这个时期，平衡身体显得比较困难，所以平时要穿比较舒适的衣服和平底鞋。

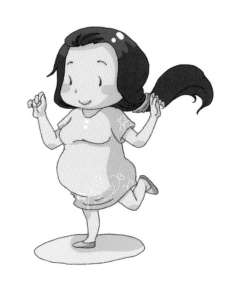

孕22周的重点：要开始进行乳房按摩

随时更换不同尺寸的胸罩

从怀孕到分娩，乳房比原先尺寸增加约2倍，孕妈妈应根据自身乳房的变化随时更换不同尺寸的胸罩，不能为了省事而一个尺码用到底。尺码太小的胸罩会影响乳腺的发育，还会与皮肤摩擦而使纤维织物进入乳管，造成产后无奶或少奶。

乳房按摩的具体方法

从妊娠中期开始，乳腺真正发达起来，乳房明显变得丰满。持续按摩乳房有利于乳房的血液循环，使分娩后排乳通畅。因此，孕妈妈最好从大约20周起进行乳房按摩。每天有规律地按摩一次，也可以在洗澡或睡觉前进行2~3分钟的按摩。动作要有规律，乳房的上下左右都要照顾到。

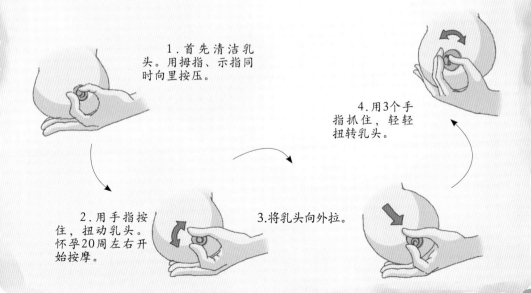

1.首先清洁乳头。用拇指、示指同时向里按压。

2.用手指按住，扭动乳头。怀孕20周左右开始按摩。

3.将乳头向外拉。

4.用3个手指抓住，轻轻扭转乳头。

孕23周的变化：胎儿变得越来越像新生儿

胎儿身体和脸部逐渐成形，开始长出小牙根

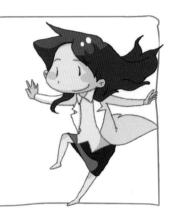

胎儿容貌已经越来越接近新生儿，嘴唇更加明显，眼睛也有进一步的发育，眉毛和眼皮已经长出，从牙龈腺下面开始长出小牙根。在怀孕的中期，胎儿形成的牙根会继续成长，在出生6个月左右，会从牙龈上面长出乳牙。

孕妈妈出现皮肤瘙痒症状

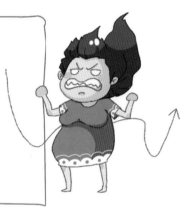

随着怀孕的进一步发展，孕妈妈的腹部、腿部、胸部、背部都会出现瘙痒症状。严重时还会长出水疱，甚至发展成湿疹。怀孕中出现瘙痒症状主要是因为胎盘中分泌的激素影响肝脏的缘故。瘙痒症状比较严重时，应该接受适当的治疗。平时要经常洗澡，保持身体的清洁。

孕妈妈情绪波动很大

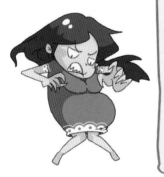

随着腹部逐渐增大，孕妈妈的身体会越来越笨重，且很容易莫名其妙地发脾气。怀孕中，激素的变化是情绪出现频繁波动的主要原因，体形改变、身体变重也会给孕妈妈压力，所以会产生较大的情绪波动。此时，应该以积极的态度去面对大部分女性都会经历的怀孕变化，并且以愉悦的心情去迎接即将到来的新生命。

孕23周的重点：孕妈妈保持好心情

应积极寻找改善心情的各种方法

    孕妈妈每次到医院进行定期检查时，医生都会对其测量子宫底高度。子宫底高度是指从耻骨联合到子宫最高部位的长度。随着怀孕时间的增长，子宫底高度会越来越大，而且在标准值的基础上增加或减少2厘米左右时，都可以认定为正常。但是子宫底越高并不代表胎儿的发育就越好。

    某些情况下胎儿虽小，但是羊水很多，因此也会出现子宫底很高的情况。另外，过一个月后子宫底高度没有变化时，有可能是胎儿出现了某些问题。所以只有在标准值范围内不断增加，胎儿的状态才是最理想的。

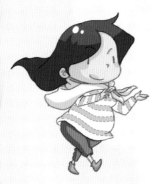

外出旅游的最佳时期

    怀孕期间，外出旅游的最佳时期就是妊娠中期。只要健康方面没有异常的状况，不妨跟自己的丈夫来一次快乐出游吧。出游不仅能改善不良的情绪，还能留下美好的回忆。不要忘了自己的身体状况，要选择真正能轻松休息的旅游方式，逗留期为2~3天的旅行比较理想。

参加孕妈妈讲座

    随着腹部的增大和胎动的出现，孕妈妈对怀孕和分娩的好奇心也越来越强，要多参加孕妈妈讲座。

    通过孕妈妈讲座，不仅能了解怀孕时的生活守则，还能学到各种分娩方法和产后护理、分娩用品的准备等知识。而且，周末让丈夫陪自己参加孕妈妈讲座本身也是一件非常有意义的事情。

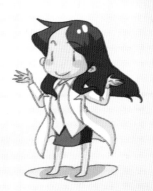

孕24周的变化：胎儿对声音更加敏感

此时期胎儿对外界声音更加敏感，而且会很快熟悉经常听到的声音。胎儿从妈妈的肚子里已经开始接触外部声音，所以出生后不会被日常噪声吓坏。

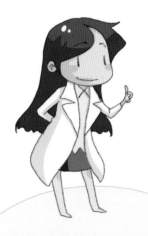

胎儿肺部血管进一步发育

胎儿的体重已经超过500克，肺内部的血管会进一步发育，为呼吸做准备。胎儿经常张开嘴，重复喝羊水和吐羊水的动作。当脐带或手指在嘴巴附近时，胎儿的脸会反射性地朝着脐带或手指方向转过去。

孕妈妈腿部出现抽筋现象

体重增加过人时，支撑身体的腿部将承受很大的压力，所以腿部肌肉很容易疲劳。鼓起的肚子还会压迫大腿部位的静脉，因此腿部容易出现酸痛或抽筋的症状。这些症状经常在晚上睡觉时出现，孕妈妈会被突如其来的腿痛惊醒。

孕妈妈会出现牙龈出血

怀孕期间由于激素分泌的影响，牙龈会肿起来，所以刷牙时容易出血。妊娠中期，刷牙时要尽量轻柔。如果怀孕期间对牙齿护理不善，分娩后牙齿会变得更糟糕。妊娠中期，除了牙龈出血外，还会出现鼻塞、流鼻血等症状。

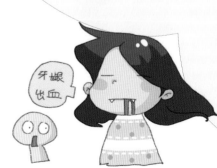

牙龈
出血

孕24周的重点：要进行糖耐量检查

孕妈妈要进行糖耐量检查

在怀孕24～28周之间，要进行葡萄糖检查，这是为了诊断出大部分孕妈妈容易出现的高血糖状态下的妊娠合并糖尿病。妊娠合并糖尿病是常见的怀孕症候群之一。跟其他糖尿病不同，胎儿出生后产妇的大部分症状都会消失，但它在怀孕时会危害胎儿和孕妈妈的健康。

即使怀孕前没有糖尿病，怀孕期间也可能会出现，所以必须接受妊娠合并糖尿病的诊断。被确诊为妊娠合并糖尿病时，要通过饮食疗法和运动对血糖进行调节。病情严重时，还需要辅以药物治疗。

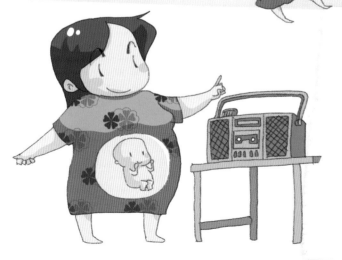

孕妈妈要注意出行安全

这个时期孕妈妈可以适当开车出行，但要注意时间，避免长途、长时间驾驶。驾车时一定要系上安全带，注意不要将安全带紧紧勒住腹部，避免在凹凸不平或弯曲的路面上行驶，更不要快速行驶，以防紧急刹车时碰撞腹部！

要进行音乐胎教

从这个月的月末开始，可以给孕妈妈和胎儿放一些优美、柔和的乐曲。每天播放1～2次，每次播放5～10分钟。这不仅可以激发孕妈妈愉快的情绪，也可以给胎儿的听觉以适应性的刺激作用，为进一步实施音乐胎教和听觉胎教开个好头。

音乐胎教有什么作用

音乐对宝宝的作用是不可低估的，应当从胎儿时期就开始训练。应当看到胎儿是一个鲜活的生命，不仅仅是只要提供足够的营养就可以了，因为胎儿对外界的某些刺激十分敏感，这些来自外界的刺激也决定了胎儿出生后的状态。

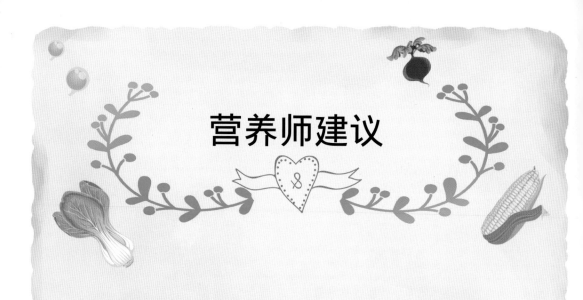

营养师建议

避免营养过剩

　　从饮食结构上讲，避免孕期营养过剩要注意两点，其中一点是避免脂肪摄入过量。含脂肪多的食物要少吃，尤其是动物脂肪，像肥肉、油脂最好不吃，还有一些能增加食物风味的奶油、黄油等也不能经常吃。肉类食物尽量吃脂肪含量少的，如鸡肉、鱼肉等。如果已经肥胖，喝鸡汤、骨头汤等汤品时还需要将上面的浮油撇除。另外一点是避免糖摄入过量，过量糖进入身体消耗不完，仍然会转化为脂肪存留在体内，导致孕妈妈或胎儿肥胖。因此精制糖和含糖丰富的主食类食物要控制摄入。甜食如冰淇淋、蛋糕、果酱等要少吃，主食每天摄入400～500克即可。

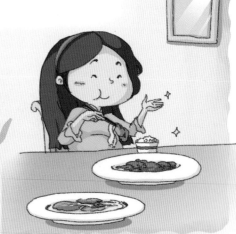

零食不能无节制地食用，不饿时千万不要为了满足口腹之欲而随心所欲地吃。

根据体重调整热量摄入

　　这一阶段孕妈妈体重的增加一般应控制在每周300～500克，可根据自己的体重和活动情况调整糖和脂肪的摄取量。体重增长正常的孕妈妈，热量的需求量基本与上月持平，每日比妊娠早期增加200千卡（836.8千焦）。脂肪的供给以占总能量的20%～30%为宜，为50～60克。每日食用的植物油以25克左右为宜。

　　体重增长不足的孕妈妈可增加主食的摄入量，体重增长过快的孕妈妈则要控制主食摄入量。另外，少吃油脂含量高的食物。

维生素C需要量增加

　　这个时期，孕妈妈在补充多种维生素的同时，应加强补充维生素C。维生素C可以将血浆运铁蛋白中的三价铁还原为二价铁，促进铁的吸收，防治孕妈妈贫血。另外，维生素C还可维持组织细胞的正常能量代谢，促进胎儿的正常发育。此阶段，维生素C的每日推荐量为130毫克。

多吃含铁的食物

　　随着孕期的进展，孕妈妈体内血液量增加速度非常快，需要更多的铁。

　　适当多吃瘦肉、家禽、动物肝及血（鸭血、猪血）、蛋类等富铁食物。豆制品含铁量也较多，肠道的吸收率也较高，要注意摄取。

服用铁剂需及时

　　如果已经发生缺铁性贫血了，一定要在医生的指导下正确且及时地服用铁剂。一般情况下，可以选择硫酸亚铁、碳酸亚铁、富马酸亚铁、葡萄糖酸亚铁等补铁剂，这些铁剂属于二价铁，容易被人体吸收。

　　铁剂对胃肠道有刺激作用，常引起恶心、呕吐、腹痛等反应，孕妈妈在饭后服用可缓解这些症状。如果反应严重，最好停服数天，再由少量开始服用，之后逐渐增加，直至所需剂量。若仍不耐受，可在医生的指导下改换剂型。

少量多餐、细嚼慢咽对付胃胀气

随着子宫的增大，肠胃的空间被挤占了，这就导致肠胃蠕动变慢了。肠胃蠕动变慢最大的表现就是消化能力减弱，孕妈妈可能会常发生嗳气、腹胀、排气的情形。要想缓解子宫膨大造成的胀气，应该注意坚持运动，促进肠胃蠕动。另外，要将餐次重新调整一下，减轻肠胃的负担。

饮食调理水肿

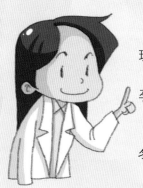

多数孕妈妈在孕期都有水肿的情况出现，这是正常的生理现象，为了预防或减轻水肿，孕妈妈要做到以下几点：

1.食用低盐餐。怀孕后身体调节盐分、水分的功能下降，孕妈妈要尽量控制盐分的摄取，每日摄取量在6克以下。

2.不要吃腌制和烟熏食物，如泡菜、咸鱼、熏肉等。

3.水肿严重时，可多吃一些利尿消肿的食物，如红豆水、冬瓜鲤鱼汤（清汤、无盐）等。

妊娠糖尿病的饮食调理

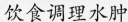

有时候尽管孕妈妈很努力地去预防了，但还是会患上妊娠糖尿病。患上妊娠糖尿病以后要严格控制饮食，按照以下的原则安排饮食：

1.少吃糖，这是预防糖尿病的关键。蔗糖、砂糖、葡萄糖、冰糖、蜂蜜、麦芽糖及含糖饮料、甜食必须控制摄入量。

2.主食宜选择膳食纤维含量高的食物，如糙米、五谷饭、全麦面包等，同时搭配一些根茎类蔬菜，如土豆、芋头、山药等。

3.多吃含优质蛋白质的食物，如鸡蛋、瘦肉、鱼类、豆制品等。

4.合理分配餐次。一次进食大量食物会造成血糖快速上升，因此孕妈妈应该合理分配餐次，采取"少食多餐"的方法。

安胎食谱

虾皮烧冬瓜　利尿消肿
♡♡♡♡♡♡♡♡♡

冬瓜300克，虾皮100克，植物油、盐各适量。

1.冬瓜去皮洗净，切块；虾皮浸泡，洗净，备用。

2.锅内加入植物油烧热，放入冬瓜快炒。

3.加入虾皮和盐，并加少量水，调匀，盖上锅盖，烧透入味即可。

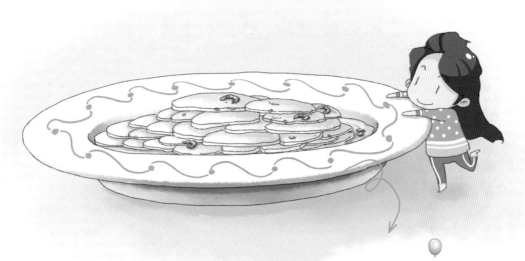

营养功效

冬瓜含有大量的水分和维生素C，具有清热解毒、利尿消肿、止渴除烦的功效；虾皮含有丰富的钙、碘等成分。孕妈妈多吃冬瓜，可利尿消肿，提高身体免疫功能，并有利于胎儿骨骼的生长发育。

白萝卜炖羊肉

开胃健脾

♡♡♡♡♡♡♡♡♡

白萝卜2根，羊肉300克，猪脊骨100克，猪瘦肉100克，葱花、生姜、枸杞子、盐各适量。

1.将猪脊骨、猪瘦肉、羊肉斩块，白萝卜去皮洗净切块。

2.用砂锅烧水，待水沸时，放入猪脊骨、猪瘦肉、羊肉，滚去表面血渍倒出，用清水洗净。

3.用砂锅重新装水放在炉上大火煲开；放入猪脊骨、猪瘦肉、白萝卜、羊肉、生姜、枸杞子，煲3小时。

4.调入盐，撒上葱花即可食用。

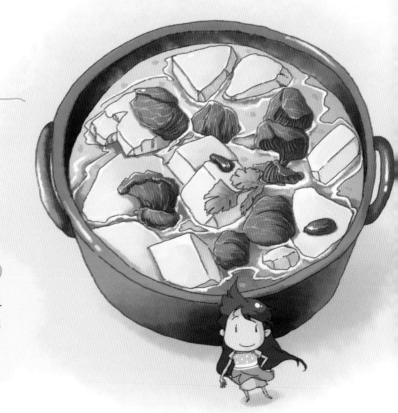

营养功效

　　白萝卜具有降血糖作用，与羊肉搭配能开胃健脾、丰体泽肤。

第九章

孕7月，
有针对性地增加营养

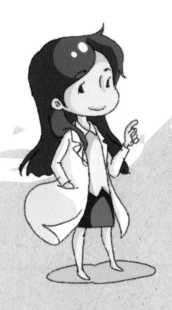

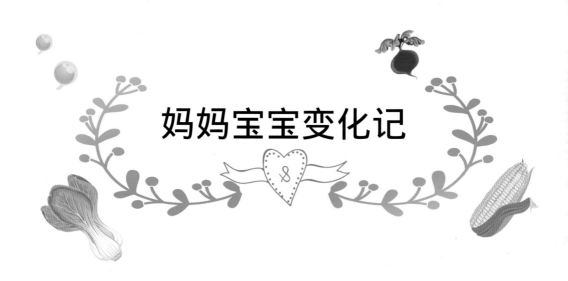

妈妈宝宝变化记

孕25周的变化：胎儿皮肤开始红润不透明

胎儿皮肤开始红润

跟上一周相比，胎儿的体重增加100克左右。胎儿的大脑细胞以惊人的速度成长，身长变化很明显，而且子宫内的多余空间逐渐被填满。之前可以看到血管的透明皮肤逐渐泛红，变得不再透明。此外，胎儿的全身被脂肪覆盖，而且覆盖皮肤的绒毛状胎毛沿着毛根方向形成倾斜的纹理。

孕妈妈出现眼干症状

此时孕妈妈的眼睛对光线非常敏感，而且非常干燥，感觉就像进了沙子一样刺痛。这是怀孕中经常出现的症状，不用过于担心。如果这种症状比较严重的话，最好用眼药水补充眼睛的水分。

孕妈妈开始出现紫色妊娠纹

腹部、臀部和胸部开始出现紫色的条状妊娠纹。由于皮下脂肪没能随着皮肤的扩展而增加，于是导致微血管破裂，因此出现紫色妊娠纹。

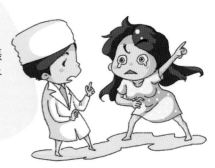

孕25周的重点：腹部没有别人的大是缺营养吗

孕妈妈腹部的大小跟营养多少的关系不大，多数取决于体形及子宫的位置。每位孕妈妈的高矮胖瘦不尽相同，子宫前倾后倾也不一样，所以同样妊娠月份的肚子大小不一样是很正常的。

孕妈妈不要和别人比较，更不要因为自己腹部没别人大就拼命进食，以免导致营养过剩，引发肥胖。

肚子的大小是否正常，在产检时医生会根据子宫的高度、腹围、腹部检查来做出判断。如果医生认为孕妈妈的腹部小，会建议进一步做B超检查，以评估胎儿的生长发育是否正常，所以孕妈妈不要为此过于担心。

决定腹部大小的因素

腹部的形状

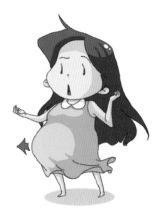

一般来说，腹部的形状决定腹部的大小。向两边扩展的腹部显得比较小，向前鼓起的腹部显得比较大。较瘦的孕妈妈腹部通常显得又大又圆。

孕妈妈的体形

孕妈妈的体形不同，腹部大小看起来也有所不同。孕妈妈的体形娇小，腹部就显得大，而且隆起的速度快。

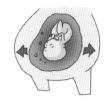

羊水量

羊水量也影响腹部的大小。羊水量随着孕妈妈体质有所不同。羊水过多或过少时，都会引起各种问题。

怀孕次数

在孕妇中，经产妇身体变化比初产妇更快。经产妇的腹部曾经被扩张过，所以腹部会隆起得比较突出。

如何判断腹部大小是否正常

怀孕以后，大部分孕妈妈都会关心自己腹部的大小。孕妈妈的体形和腹部形状决定了腹部大小，而在定期检查时，医生透过对子宫高度的测量，就可以发现胎儿有无异常。

正常的子宫底高度随怀孕月数的不同，标准也不尽相同，但是这些子宫底标准并不一定适合所有的胎儿。因为胎儿的位置、羊水量、孕妈妈的脂肪状态等各种条件不同时，即使胎儿的发育正常，也会存在一定的差距。如果子宫底高度在标准值±2厘米的范围内时，可以认为胎儿一切正常。

子宫底高度不仅是衡量胎儿大小的尺度，也是评判胎儿发育速度的基准。比如，怀孕7个月时，子宫底高度是26厘米，但是怀孕8个月时，如果仍然是26厘米，就说明胎儿的成长速度慢。只有肚子的形状和大小都在标准值允许范围内不断增大时，才能肯定胎儿的发育比较正常。

怀孕月数	子宫底高度
4个月末	12厘米
5个月末	15厘米
6个月末	21厘米
7个月末	24厘米
8个月末	27厘米
9个月末	30厘米
10个月末	33厘米

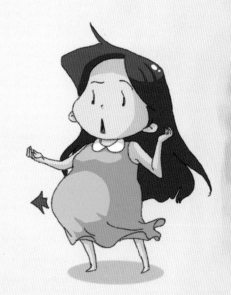

孕26周的变化：胎儿肺内的肺泡开始发挥作用

胎儿的视神经开始发挥作用

用手电筒照腹部时，胎儿的头会跟着光线移动，这表示胎儿的视神经已经开始发挥作用。皮肤上有很多皱纹而且泛红，但是皮下脂肪的增多会逐渐填满皮肤并使之变厚，同时颜色也变淡。

另外，眉毛、睫毛和手指甲虽然还很短，但是都具备了完整的形状。

胎儿开始有呼吸

胎儿肺内的肺泡开始发育。肺泡的数量会继续增加，到出生后会达到8个。肺泡周围为胎儿提供所需氧气、排出二氧化碳的血管数量呈几何级数增加。这时期鼻孔已经张开，可以利用自身的肌肉练习呼吸。此时肺内还没有空气，所以还不能进行真正的呼吸。

孕妈妈出现肋骨疼痛及下腹部疼痛

随着胎儿的成长，子宫会越来越大。怀孕7个月时，子宫直径增大至35厘米，所以它会推动肋骨向上移动5厘米。最底部的肋骨无法承受上移子宫带来的压力，便会向外弯曲，引起肋骨疼痛。

此时子宫还会压迫肠胃，所以孕妈妈经常出现消化不良和胃痛的现象。随着子宫肌肉的扩张，下腹部经常出现像针刺一样的疼痛。

孕妈妈身体重心前移，加重腰痛

随着腹部变大，孕妈妈挺腰站直时身体的重心会向前移，为了保持平衡，必须把上身后倾。此时孕妈妈的体重和背、腰肌肉的重量全部聚集到腰部，所以会加重腰痛。最好经常保持正确的姿势，平时注意多通过散步或做能预防腰痛的体操来缓解腰部肌肉的疲劳。

孕26周的重点：预防妊娠期高血压病

了解妊娠期高血压病的危害

当孕妈妈的身体不适应怀孕时，就会罹患妊娠期高血压病。妊娠期高血压病多在怀孕后期发生，但是最好从妊娠中期开始就注意健康管理。如果患上妊娠期高血压病，就容易生下发育不良的胎儿，严重时还会危及胎儿和孕妈妈的生命。

妊娠期高血压病的典型症状是高血压、蛋白尿、水肿，而且从怀孕20周开始，这些症状会个别出现或突然同时出现。

预防妊娠期高血压病需要多种方法并用。孕妈妈从妊娠中期开始，就要借助适当的食物疗法和运动进行彻底的体重管理。

预防妊娠期高血压病的孕妈妈体操

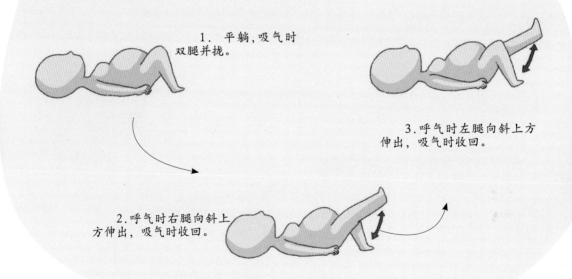

1. 平躺，吸气时双腿并拢。

3. 呼气时左腿向斜上方伸出，吸气时收回。

2. 呼气时右腿向斜上方伸出，吸气时收回。

孕27周的变化：胎动越来越强烈

　　每个孕妇感受胎动的次数和程度都不一样，所以不用特别在意胎动的次数和强度。一般情况下，多动的胎儿比较健康，而胎动次数相对少时，可以通过胎心监测来确认胎儿的健康状况。

子宫上移到肚脐上方7厘米以上，子宫底高度达到27厘米。

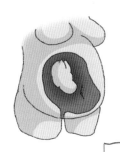

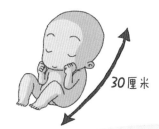

30厘米

胎儿的体重900～1000克，从头顶到脚底有30厘米。

胎儿视觉、听觉逐步发育

　　胎儿的眼睑已经完全形成，而且生成了眼球，所以可以睁开眼睛。瞳孔要在出生几个月后才能变为正常的颜色。眼睛可以看前面，也能调整焦距。

　　另外，连接耳朵的神经网也渐渐完善，所以对一些声音能做出相应的反应。

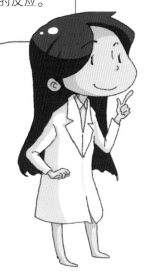

孕妈妈血压会上升

　　此时期孕妈妈血压会稍有上升，属正常现象无须担心。但若孕妈妈血压升高至18/12千帕以上，就会对胎儿及孕妈妈产生严重影响。若孕妈妈血压异常，应该立即前往医院接受检查。

孕27周的重点：预防早产

孕妈妈要预防早产

早产的典型症状是阴道出血，而出血量因人而异。怀孕5个月后的早产往往伴随着下腹疼痛，这是早产的主要特征。这种下腹痛跟分娩时的阵痛一样，一阵阵地收紧抽筋。

项 目	对 策
1	充分的休息和睡眠
2	及时消除各种压力
3	怀孕中参加剧烈运动就容易引起子宫收缩并导致早产。散步或孕妈妈体操之类的简单运动，既可以改善心情，又能增强体力，所以要经常做
4	肚子疼痛时，随时都要躺下来休息
5	为预防妊娠期高血压病，孕妈妈要尽量少吃特别咸的食物
6	考虑到孕妈妈和胎儿的健康，要均衡地摄取充足的营养
7	尽量避免压迫腹部的行为，也不要提重物
8	孕妈妈要经常清洁外阴部，以免感染

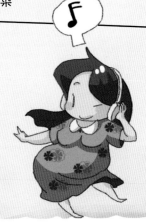

孕妈妈要保持心情愉快

有的孕妈妈会因血压升高或贫血加重引发头痛和头晕。此外，心理负担和精神因素也会造成头痛，所以要注意保持心情愉快。

孕28周的变化：胎儿大脑迅速发育

进入孕晚期，胎儿迅速长大，在子宫内占据很大的空间。大脑组织迅速发育是此时最大的特征。胎儿的大脑成长得很快，而且大脑细胞的数量也急剧增多，形成大脑特有的褶皱和凹槽。

胎儿会有规律地睡觉、醒来

这个时期，胎儿会规律地睡觉、醒来、吸吮手指、抓住脐带玩耍等。这个时期胎儿能眨眼睛，睡觉时还会做梦。

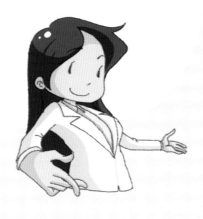

孕妈妈妊娠纹更加明显

之前没有出现妊娠纹的孕妈妈，此时会在肚脐下方到耻骨之间的部位出现妊娠纹。

其实预防妊娠纹的方法很简单，第一是控制体重，均衡营养；第二是坚持用妊娠纹霜给肚子做按摩。孕妈妈在使用妊娠纹霜时最好足量，并涂抹2～3遍，以确保皮肤吸收到足够的营养成分让皮肤经得起拉伸。

孕妈妈乳房中形成初乳

进入怀孕晚期，乳房中开始形成初乳。初乳中含有免疫成分，而且富含各种营养素，分娩后可以给新生儿哺乳。

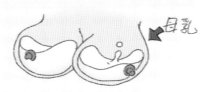

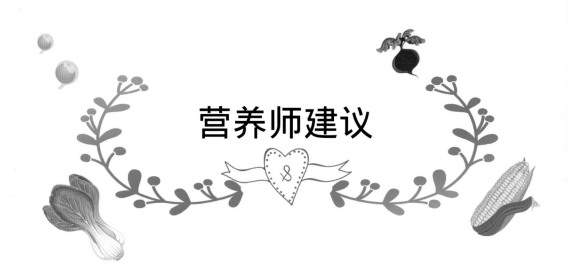

营养师建议

多吃缓解焦虑的食物

　　食物是影响情绪的一大因素，选对食物的确能提神、安抚情绪，改善忧郁、焦虑，这也是为什么许多人在心情不好时借由食物使自己的情绪得到缓和改善。孕妈妈不妨在孕期多摄取富含B族维生素、维生素C、锌的食物，通过饮食的调整来达到减压及抗焦虑的功效。

增加谷物的摄入量

　　从现在开始到分娩，孕妈妈每天应该增加谷物的摄入量。全麦食品富含膳食纤维，B族维生素的含量也很高，对胎儿大脑的生长发育有重要作用，而且可以预防便秘，孕妈妈可以多吃一些全麦面包、全麦饼干、添加了玉米面的馒头等。另外，豆类食品也可适当加量，可以加到大米里一起煮粥或者煮饭。

巧吃食物预防近视

怀孕后视力容易降低，摄入以下维生素对维持正常视力有帮助。

维生素A

富含维生素A的食物有动物肝脏、胡萝卜、韭菜、菠菜、蛋黄等。

维生素B_2

有保证视网膜和角膜正常代谢的功用。牛奶、瘦肉、扁豆中维生素B_2含量都很丰富。

维生素B_1

有助于完善视神经系统的功能。维生素B_1含量比较丰富的食物有小麦、鱼、肉等。

维生素C

有助于黏膜组织的修复和角膜上皮的生长。新鲜的水果和蔬菜是维生素C最好的食物来源。

β-胡萝卜素

胡萝卜、菠菜、生菜、土豆、西蓝花、冬瓜和黄色、橘色的水果都含有β-胡萝卜素。颜色越深的蔬菜，其β-胡萝卜素含量越高。

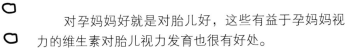

对孕妈妈好就是对胎儿好，这些有益于孕妈妈视力的维生素对胎儿视力发育也很有好处。

低钠高钾的饮食可防高血压

为了预防妊娠期高血压病，孕妈妈也应该采用低钠高钾的饮食方式。建议孕妈妈饮食清淡，控制好食盐用量，降低钠摄取量。至于钾，目前没有报告说明孕妈妈摄入多少合适，一般饮食均衡、多吃蔬果，便能摄取足量的钾。色彩鲜艳的水果和深绿色蔬菜都富含钾元素，如香蕉、橙子、橘子、柿子、西蓝花、菠菜、芹菜、苋菜等。一天摄入500克左右的新鲜蔬果，就能满足需求。

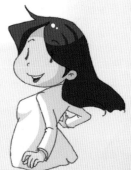

每周吃3次西蓝花有助于稳定血压

西蓝花里面含有一种叫作SGS的物质。这种物质可以稳定孕妈妈的血压，建议患妊娠期高血压病的孕妈妈每周吃3次西蓝花，每次200克。

西蓝花以少油快炒为佳，或者用鲜鸡汤焯一下直接吃，也可以放入开水略焯，然后放点芝麻凉拌着吃，这样就不会破坏西蓝花中丰富的叶酸和维生素C。

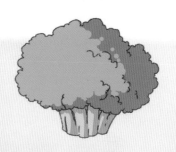

血压高的孕妈妈要严格限盐

孕妈妈如果已经患了妊娠期高血压病，那么饮食要严格限盐。限盐的主要目的是限制钠摄入。钠具有潴留水分、加重水肿、收缩血管、升高血压的作用，所以不宜过量。每日的食盐量应控制在3~5克，这个量包括食盐和高盐食物，如咸肉、咸菜等。

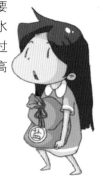

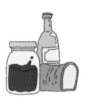

高血压的孕妈妈要补充的营养

子痫是妊娠期高血压病的并发症之一，对母婴安全影响非常大，严重时会出现抽搐、昏迷，甚至死亡。子痫主要发生在怀孕24周以后，怀孕32周后是高发期。如果孕妈妈患上妊娠期高血压病，要注意营养的调整。

补充维生素C和维生素E。维生素C和维生素E能抑制血中脂质过氧化物的作用，降低妊娠期高血压病的症状。

注意补充钙、硒、锌。钙能使血压稳定或有所下降；硒可明显降低平均动脉压，改善尿蛋白、水肿症状，并降低血液黏稠度，从而降低妊娠期高血压病的发病率；锌能够增强妊娠期高血压病患者身体的免疫功能。

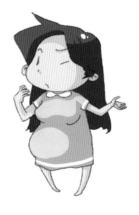

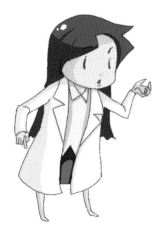

银耳梨羹

补铁补血

♡ ♡ ♡ ♡ ♡ ♡ ♡ ♡

银耳100克，梨50克，桂花、冰糖各适量。

1. 将银耳用温水泡发，洗净撕小片。
2. 银耳放入砂锅中，加适量水，大火烧开，小火炖20～30分钟。
3. 加入梨、桂花和冰糖调匀即可食用。

营养功效

银耳中富含胶原蛋白，梨清热降火，这是一道对身体十分有益的美容羹。

丝瓜鸡蛋汤

利水通便

♡♡♡♡♡♡♡♡♡

嫩丝瓜200克（1根），鸡蛋2个，红枣2个，生姜2片，清汤、盐各适量。

1. 嫩丝瓜去皮，洗净，切片；鸡蛋打匀；红枣泡透；生姜去皮，切成片。

2. 锅置于火上，烧热放油，放入姜片炝锅，加入清汤适量，用大火煮开，投入红枣，煮至八成熟。

3. 下入丝瓜片和鸡蛋，加入盐，续煮3分钟后装入碗内即可。

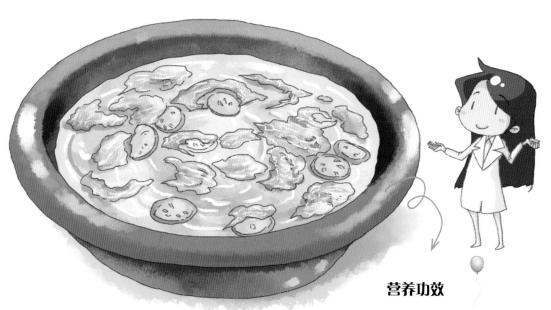

营养功效

这道汤品能提供丰富的蛋白质、B族维生素和维生素C，清热化痰、利水通便。

木耳炒芹菜

补血降压

♡♡♡♡♡♡♡♡♡♡

芹菜250克，水发木耳100克，葱1根，蒜2瓣，姜2片，高汤2大匙，淀粉2小匙，盐1小匙，植物油、胡椒粉各适量。

1.芹菜择洗净，切成4厘米长的细丝；木耳洗净，撕成小朵备用；葱洗净切成葱花备用。

2.盐、胡椒粉、高汤、淀粉放到一个碗里，兑成芡汁备用。

3.锅内加入植物油并烧热，放入姜片、蒜片爆香，再下入芹菜、木耳炒至断生；加入葱花及芡汁，待汤汁浓稠后即可出锅。

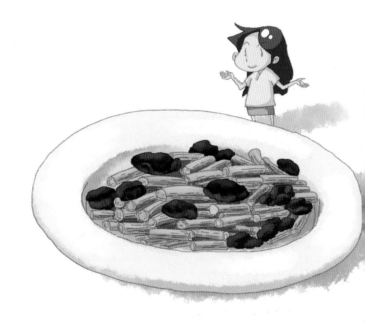

营养功效

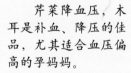

芹菜降血压，木耳是补血、降压的佳品，尤其适合血压偏高的孕妈妈。

第十章

孕8月，
少食多餐，
避免肠胃不适

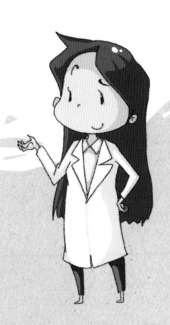

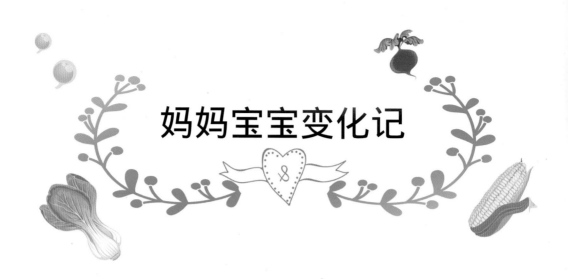

妈妈宝宝变化记

孕29周的变化：胎儿能够看到子宫外的亮光

这个时期，胎儿能完全睁开眼睛，而且能看到子宫外的亮光，所以用手电筒照射时，胎儿的头会随着光线移动。

孕妈妈出现规律性子宫收缩

一般情况下，每天有规律地出现4~5次的子宫收缩，这时最好暂时休息。但是，如果出现子宫收缩的频率很高，就有可能发生早产，所以这时应该去医院接受诊察。

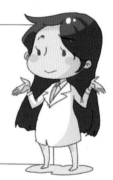

孕妈妈出现肋骨疼痛

怀孕晚期，胎动越来越强烈。孕妈妈经常被胎儿踢醒，或者感到疼痛。特别是在胎儿定位以后，因为此时胎儿头朝下脚朝上，当胎儿做踢脚动作时常常会踢到孕妈妈的胃部，所以孕妈妈会感到胃部不适、肋骨疼痛。

分泌物增多，易导致外阴瘙痒

这个时期，母体逐渐进入分娩准备状态。首先，为了顺利地分娩，子宫颈排出的分泌物增多，所以外阴部容易患接触性皮炎或湿疹，进而导致瘙痒。为了预防瘙痒，孕妈妈要经常换洗内裤，保持会阴部的清洁。

孕29周的重点：每两周定期检查

定期接受检查

如果孕妈妈的健康状态没什么问题，而且胎儿的成长也很正常，那么从怀孕29周开始，每两周接受一次孕期检查。怀孕最后一个月，则需要每周进行一次孕期检查。进行定期检查时，对于平时出现的异常症状要详细告知医生，自己也要不断地了解关于分娩的各种知识。

孕妈妈要减少盐和糖的摄取

这期间最危险的就是妊娠期高血压病。为了预防妊娠期高血压病，要减少盐、水分以及糖分的摄取量。要适当改变烹调方法和饮食习惯。制作沙拉时，最好用柠檬和食醋代替酱油和盐；吃面时，最好不要喝面汤。

孕妈妈要留意体重的突然增加

怀孕晚期容易产生饱腹感，也容易出现水肿，所以往往不能有效地控制体重。

怀孕中，过多的体重增加会导致妊娠期高血压病。即使产后水肿消失，体重过重仍有可能给产妇带来体形控制等多方面问题。为了防止体重的突然增加，平时要细嚼慢咽，而且最好在晚上8时之前吃晚餐。

该用药时还需用药

孕期不能乱用药不等于孕期不能用药，一些原本可以及早正确用药而治愈的普通感冒、腹泻、外伤、咳嗽、便秘等疾病，若丧失治疗时机，拖成大病、重病，则会有损腹中胎儿的健康。对于那些普通的细菌感染，不及早使用抗生素抗感染，将引起孕妈妈高热不退，甚至可能发生高血压、缺氧、休克。不但会造成胎儿先天异常，更可能因此而流产、早产或胎死腹中。当然，怀孕期间，有些药品确实不能吃，这些药品大都在说明上注明了"孕妇忌用""孕妇慎用"等字样，医生也不会给孕妈妈开这类药品。

孕30周的变化：胎儿的生殖器更加明显

如果是男婴，睾丸在肾脏附近，它们会沿着腹股沟下降到阴囊内。女婴的阴蒂比较明显。虽然女婴阴蒂还在小阴唇外面，但在分娩前几周，女婴阴蒂就会移动到小阴唇内部。

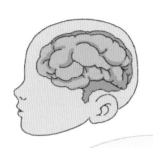

胎儿的头部变大

这个时期，胎儿的大脑发育很快，容纳大脑的头部也同时变大。这时候正常的胎儿已经具备了全部器官，所以此时即使早产，胎儿的存活率也很高。

孕妈妈出现呼吸急促

随着子宫的增大，它开始压迫横膈膜，所以孕妈妈会出现呼吸急促的症状。为了缓解呼吸急促症状，坐立姿势要端正，这样有利于减轻子宫对横膈膜的压迫。睡觉时，最好在头部和肩部垫上抱枕。

孕妈妈感到胸闷、胃痛

随着子宫的增大，子宫底上升到肚脐和胸口之间，压迫胃和心脏，孕妈妈会出现胸闷和胃痛的现象。

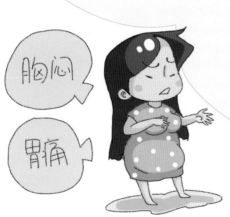

孕30周的重点：孕妈妈要少食多餐

怀孕晚期，体重不会有很大的变化，但是子宫上移到胸部以下，这会严重压迫心脏。此时孕妈妈常常感到身体不适，食欲也有所下降。可将一日三餐调整成一日四餐或一日五餐。

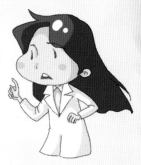

注意餐次安排

随着胎儿的长大，对各种营养物质的需求量增加。孕妈妈的胃部受到挤压，容量减少，应选择体积小、营养价值高的食品，要少食多餐，可将全天所需食品分4~5餐进食。可在正餐之间安排加餐，补充孕期需要增加的食品和营养。

热量的分配上，早餐的热量占全天总热量的30%，要吃得好；午餐的热量占全天总热量的40%，要吃得饱；晚餐的热量占全天总热量的30%，要吃得少。

孕妈妈饭后最好躺下休息半小时

众所周知，一般人饭后马上躺下会妨碍消化，且容易发胖，但是孕妈妈例外。饭后30分钟之内，朝右侧卧，这样能把血液集中到腹部，可以给胎儿提供充分的营养。

> 采用正确的体位休息，将身体弯曲侧卧，把枕头夹在两腿之间。

孕31周的变化：胎儿肺和消化器官基本形成

孕31周，胎儿的肺和消化器官基本形成。此时胎儿逐渐长大，子宫空间变小，羊水量逐渐减少。胎儿在羊水内充分扩展肺部，为呼吸做准备。

胎儿能分辨黑暗与光明

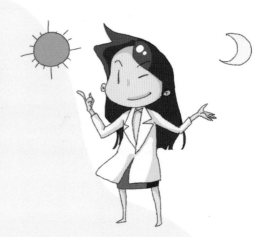

这个时期，胎儿开始进行眼睛的闭合练习，能分辨黑暗和光明。但是胎儿的视觉能力还不够发达，不能像成人一样看得很远，视野只有20～30厘米。若是外面有光线照射，胎儿会随之转动头部或伸手触摸。

孕妈妈腰部和肩部疼痛

怀孕晚期，支撑腰部的韧带和肌肉会松弛，所以孕妈妈经常会感到腰痛。孕妈妈为了支撑沉重的肚子，身体会向后倾斜，肩部肌肉还要支撑日渐增大的乳房，越临近分娩，疼痛会越严重。

孕妈妈可能出现尿失禁现象

孕妈妈在打喷嚏或放声大笑时可能出现尿失禁的现象，这是由于增大的子宫压迫膀胱而引起的，是孕妈妈们身上很常见的现象，不用太担心。尿失禁一般出现在孕30周以后，分娩后这种症状会自然消失。孕妈妈平时不要憋尿，尽量在感觉到尿意之前就排尿，症状严重时可以使用卫生巾。

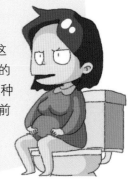

孕31周的重点：要开始制订分娩计划

购买婴儿用品，布置儿童房

一般情况下，怀孕7~8个月就要准备婴儿用品。趁腹部还没有进一步增大，尽量购买好需要的婴儿用品。

科学的方法应是先仔细拟定好婴儿所需用品的目录，然后再拿着目录去商场选购。因为盲目地购物容易弄不清楚该购买哪些品牌的用品，从而造成不必要的支出。

购买婴儿用品的时候，以新生儿最需要的用品为主，其他用品可以在哺育婴儿的过程中慢慢购买。另外，确定分娩用品目录之前最好咨询周围有过育儿经验的人，先听听他们的意见。

可以矫正胎儿臀位的孕妈妈体操

即使在定期检查中确诊胎儿为臀位时也不用担心。因为在这个时期，胎儿还能自由地改变姿势，所以分娩之前，大部分胎儿都能恢复正常胎位。

如果被确诊为臀位，可以做体操使胎儿自然地翻转方向。当然，体操方法和时间要谨遵医嘱。

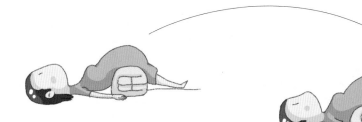

1.将被子或坐垫叠高30~35厘米，然后垫在腰部下面，仰面躺下。此时，肩部和脚后跟贴住地板，腿伸直。

2.膝盖弯曲，双臂和双脚贴到地板上，抬起臀部，保持该姿势2~3分钟。熟练之后可以增加时间，保持10~15分钟。如果腹部出现疼痛或痉挛等现象，应立即停止运动，适当休息。

孕32周的变化：胎儿的活动变迟缓

之前特别活跃的胎儿，这个时期明显变得安静许多，这并不是胎儿出现了问题，相反地，胎儿的成长非常正常。发生这样的状况是由于孕妈妈子宫内的空间对胎儿来说日渐狭小，使得胎儿活动减少。

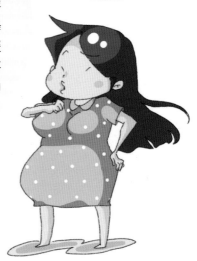

孕妈妈体重快速增长

这个时期，孕妈妈的体重会快速增长。这个时期，由于胎儿的迅速成长，孕妈妈的体重每周增长0.5千克左右。剩下的7周内，胎儿将完成出生前1/3甚至一半以上的体重增加。

孕妈妈感到胸闷、恶心

由于子宫底压迫胃部，孕妈妈会出现像孕初期时的恶心症状。若恶心严重到不能正常用餐，可以少量多餐。随着分娩的临近，胎头入盆子宫底会自动下移，对胃部、胸部的压迫也会随之减轻。

孕妈妈胸部疼痛，呼吸急促

随着胎儿的成长，孕妈妈腹部的空间会变小，胸部疼痛会加剧，呼吸也越来越急促。不过，当胎头下降到骨盆位置后，疼痛症状就会得到缓解。在此之前，孕妈妈只能忍受疼痛。平时养成端正坐姿的习惯，有助于缓解胸部疼痛。

孕32周的重点：孕妈妈不要过度劳累

孕妈妈要远离繁重的家务

怀孕后期不要过度劳累，要注意充分休息，但长时间不活动也绝非良策。繁重的家务会导致早产，所以要特别小心。保持充分的休息，同时保持规律的生活节奏，这在怀孕后期非常重要。做家务时，如果觉得疲劳，就应该马上休息。

让丈夫帮助按摩

进入怀孕后期，准爸爸的作用变得特别重要。为了安抚神经敏感的妻子，必须更加细心地关怀妻子，还要随时按摩妻子的身体和腿部，放松妻子的身体，分担妻子的压力，这也是准爸爸的责任。妻子也可主动要求准爸爸为自己按摩，不应该独自默默地承受痛苦。

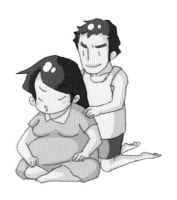

调整好心态，若胎儿有脐带绕颈不要慌

直到分娩才能知道脐带是否缠绕在胎儿的颈部，所以许多孕妈妈都担心胎儿会遭遇不测或她们需要通过剖宫产分娩。实际上胎儿在母体内容易出现脐带缠绕颈部的情况。有时，通过超声波可以得知是否存在此危险，但通常情况下胎儿自己会改变姿势，这种情况在做B超检查和分娩之时也会发生，不过我们却什么也做不了。通常来讲，我们不鼓励孕妈妈试图了解自己的胎儿是否被脐带缠住了颈部。因为脐带绕颈很少会对胎儿产生影响，更重要的是，无论是否会对胎儿产生影响你都无计可施。而且因为胎儿处于不断运动的状态，过一段时间他们很可能就会将自己"解脱"出来。

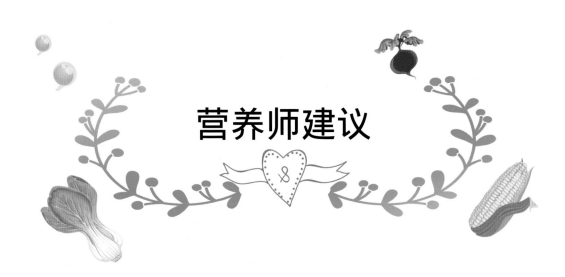

营养师建议

不宜大量进补

大量进补会造成孕妈妈过度肥胖和分娩巨大儿，这样的情况发生对母子健康都不利。孕妈妈在怀孕期间的体重增加12千克为正常，体重超标极易引起妊娠期糖尿病。新生儿的重量也不是越重越好。

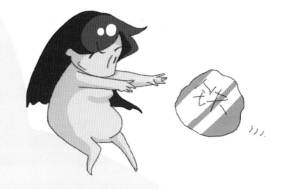

加量摄入钙和铁

胎儿体内一半以上的钙是在孕晚期储存的，孕妈妈应每日摄入1200毫克的钙。饮食中的钙已经不能满足此时孕妈妈的需求，建议每日除了要喝500毫升牛奶或酸奶外，还应补充500毫克钙片，再吃一些含钙丰富的食物，同时补充适量的维生素D。

胎儿的肝脏此时以每天5毫克的速度储存铁，直至出生时达到300~400毫克的总储量。孕妈妈应每天摄入铁28毫克，且应多摄入来自动物性食品中的铁。

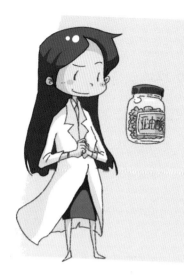

必补亚油酸

这段时间是胎儿大脑发育的高峰期，大脑皮层细胞增殖迅速，十分需要亚油酸。一般植物油中都含有丰富的亚油酸，孕妈妈烹调时最好用植物油。此外，玉米仁、花生仁、芝麻等食物中也含亚油酸，孕妈妈可将这些当零食吃，也可以用来做菜。

适量吃"苦"增食欲

苦味清新、爽口，能通过刺激舌头上的味蕾，激活味觉神经；能刺激唾液腺，增进唾液分泌；能刺激胃液和胆汁的分泌，增进食欲并促进消化。此外，苦味食物可增强体质、提高孕妈妈的免疫功能，可泻去心中烦热，具有清心作用，使头脑清醒，缓解孕期烦躁情绪。

苦味的蔬菜有莴苣、生菜、芹菜、香菜、苦瓜、萝卜叶等；在干鲜果品中有苦杏仁、莲子、柚子等；杂粮有苦荞、薏米等，都是孕妈妈的好选择。

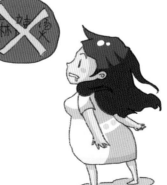

易腹泻的孕妈妈少在外就餐

孕期腹泻，尤其是孕晚期严重腹泻，可刺激子宫收缩，容易诱发早产，因此孕妈妈要注意尽量避免腹泻。

有些孕妈妈肠胃功能较弱，饮食上稍有不慎就会腹泻，建议最好少在外面吃饭。如果非得去外面吃饭，那就要选一些卫生条件比较好的地方，并要求厨师尽量将食物做得清淡一些。

避免吃进过量食物和脂肪的方法

减肥或控制体重增长并不是一定要少吃，其实讲究进食的技巧、食物烹调技巧等，也能很好地避免过量摄入热量。以下的饮食习惯就很有利于孕妈妈"减肥"。

改变进餐顺序：喝水——喝汤——吃青菜——吃饭和肉类。

1.养成三顿正餐一定要吃的习惯。

2.吃蔬菜、水果沙拉时应刮掉沙拉酱后再吃，或不加沙拉酱。

3.吃肉类时应不吃肥肉，只吃瘦肉部分。

4.吃油炸食品时先去除油炸面皮后再吃。

5.吃浓汤类时只吃固体内容物，但不喝汤。

6.同样的营养价值下，孕妈妈应选择热量较低的食物。

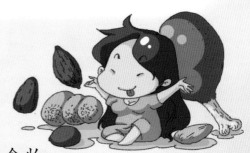

精挑细选不易吃胖的营养食物

为了避免体重飙升，孕妈妈的食物需要精挑细选，在控制热量的同时保证充足的营养。

脱脂牛奶：脱去了脂肪，却还可以满足孕妈妈对钙的需求。

低脂酸奶：富含钙和蛋白质，但比牛奶脂肪含量低，而且还可以润肠通便。

麦片：富含维生素及膳食纤维，可以在饱腹的同时促进肠胃蠕动及降低胆固醇。挑选时以不含糖类或其他添加成分的天然麦片为佳。

柑橘：富含维生素C、叶酸和膳食纤维，而且含有大量的水分，能防止因缺水造成的疲劳。

坚果：可以迅速补充能量。虽然含有较多的脂肪，但只要控制摄入量便没有问题，每天食用28克左右的坚果即可。

安胎食谱

韭菜炒豆芽

顺肠通便
♡ ♡ ♡ ♡ ♡ ♡ ♡ ♡ ♡

韭菜200克，绿豆芽100克，花生油30克，香油、盐各适量。

1.韭菜择洗净，切成3厘米长的段；绿豆芽去头尾，洗净备用。

2.锅内加入花生油，烧至七成热，放入绿豆芽和韭菜段一起翻炒，加入盐迅速翻炒几下，最后淋上香油，出锅装盘即成。

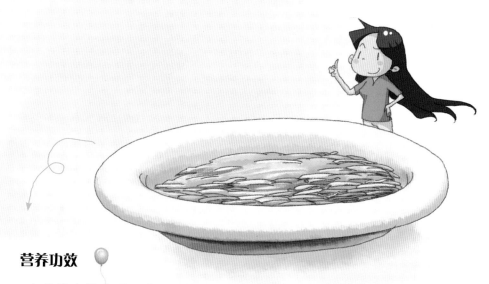

营养功效

这道菜白绿分明，脆嫩清鲜，咸香适口，且含有丰富的维生素C、胡萝卜素和膳食纤维，以及钙、铁、钾等矿物质，既能为孕妈妈增加营养，又能帮助孕妈妈顺肠排毒。

红烧鸭块

鸭肉适量，洋葱2个，大蒜3瓣，姜3片，料酒、老抽各1大匙，生抽、盐各2小匙，植物油适量。

1. 鸭肉洗净切块，加入一大匙老抽、1小匙盐、半大匙料酒腌制30分钟；洋葱、姜洗净切丝；蒜洗净拍碎，切成蒜末。
2. 锅内加入植物油烧热，倒入鸭肉块过油，待肉色变深，捞出控油。
3. 锅中留少许底油烧热，放入姜丝爆香后加入洋葱和蒜末炒出香味，加入鸭肉块继续翻炒。加水没过鸭肉块，放入料酒、盐、生抽，大火煮开后，改用中火收汁即可。

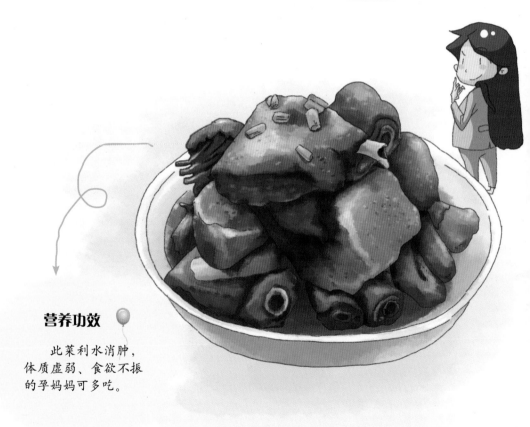

营养功效

此菜利水消肿，体质虚弱、食欲不振的孕妈妈可多吃。

第十一章

孕9月，
控制饮食，预防肥胖

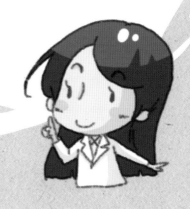

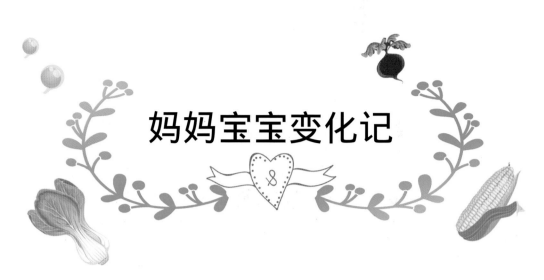

妈妈宝宝变化记

孕33周的变化：胎儿能从膀胱中排出尿液了

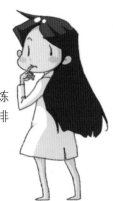

除了肺部以外，胎儿其他器官的发育基本上接近尾声。为了锻炼肺部，胎儿通过吞吐羊水的方法进行呼吸练习。胎儿每天从膀胱中排出0.5毫升左右的尿液，所以羊水逐渐被胎儿的尿液取代。

男性胎儿的睾丸已下降到阴囊

若是男性胎儿，此时胎儿的睾丸从腹部下降到阴囊内。也有的胎儿直到出生后，一个或两个睾丸都不能到达正常位置。不过，也不用为此感到特别担心。男婴1周岁之前，睾丸通常都能正常归位。

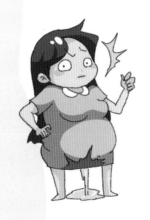

孕妈妈在孕晚期会出现尿失禁现象

这个时期，孕妈妈腹部的变化特别明显，又鼓又硬，使得肚脐都凸了出来。这时排尿次数会增多，而且有尿不尽的感觉。此外，打喷嚏或咳嗽时，可能有少量尿液会流出。这些都属于正常现象，分娩后会自然消失，所以不用过于担心。

孕33周的重点：适合孕晚期的胎教

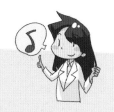

让胎儿倾听大自然的声音

这个时期，胎儿不但能听到妈妈腹中的声音，对于外界传过来的声音也几乎都能听见。

胎儿最喜欢的声音是潺潺流水和小鸟清脆的鸣叫声。周末到附近的公园或树林中走一走，让胎儿倾听大自然的声音。呼吸着清爽的空气悠闲地漫步，不仅对胎儿有好处，也会让孕妈妈感到神清气爽。平时休息的时候听一些轻柔明快的乐曲也大有裨益。

尝试安神定心的冥想胎教

怀孕期间最重要的是心理上的安定。到怀孕后期，腹中胎儿的情感已经变得很丰富。胎儿的心情会随着妈妈心理状态的变化而发生相应的改变。

因此，妈妈平时应该努力使自己保持平和的心态。休息的时候，可以进行冥想胎教，与腹中的宝宝就即将到来的分娩一事进行心灵对话。

项 目	怀孕后期的冥想胎教
1	我是这个无比珍贵的孩子的妈妈
2	我确信：孩子的诞生是我人生中莫大的幸福
3	我拥有这个世上最珍贵的人——我的孩子
4	我的心里充满着爱
5	我全身都洋溢着母爱之光

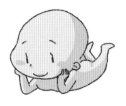

孕34周的变化：胎儿头部开始朝向子宫口

相对于胎儿的身体，子宫过于狭窄，所以胎儿的活动会减少，但胎儿仍然可以自由地活动身体。这个时期，大部分胎儿把头部朝向妈妈的子宫口，开始为出生做准备。

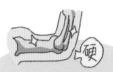

胎儿骨骼变硬

胎儿的颅骨还比较柔软，尚未完全闭合。这种状态有利于胎儿顺利娩出产道，除了颅骨，其他的骨骼都会变得结实。另外，皮肤上的皱褶会减少。

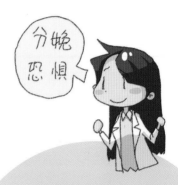

孕妈妈对分娩恐惧不安

怀孕晚期，对分娩的恐惧和身体的巨大变化使孕妈妈的情绪变得不稳定。离分娩剩下只有不到一个月的时间了，这时孕妈妈应当尽量保持平静的心态，同时要保证充分的睡眠和充足的休息时间。

孕妈妈腿部疼痛

为了支撑硕大的腹部，腿部会承受很大的压力，所以容易出现痉挛或疼痛，有时还会感到腹部抽痛，一阵阵紧缩。这时应该避免劳累，尽量躺下休息，并且把腿稍稍架高一点。。

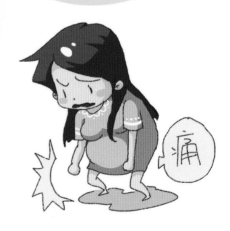

孕34周的重点：要保持愉悦的心情

孕妈妈在分娩前学会调适自己的心理和情绪很重要，可以和丈夫寻找一些轻松浪漫的话题，以一个良好的心态去面对分娩。

开始确定产后护理的人选

越接近分娩，越需要做很多准备工作，其中重要的一件就是必须先确定专门负责产后护理的人选。

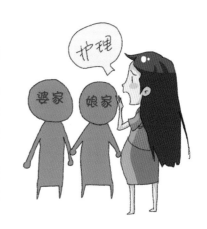

一般来说，从娘家、婆家亲戚中挑选一位具有产后护理经验的人，拜托其进行产后护理的情况比较普遍。近几年，利用月子中心或请产后护理员上门服务的情况也越来越多了。

选择月子中心时，要仔细比较环境设施，选择服务等条件都比较完善的地方。尽量多向在该中心享受过服务的人了解服务水准。

和丈夫一起练习分娩呼吸法

心情莫名烦躁时，可以和丈夫一起预演分娩的过程，练习分娩呼吸法。丈夫应该帮助妻子按摩肩膀和四肢以缓解妻子身体的不适，抚慰妻子焦虑的心情；妻子应该为顺利分娩练习拉梅兹呼吸法和放松法，努力以愉快的心情迎接分娩时刻的来临。

跟丈夫一起制订产后护理计划，保持良好的心情。

孕妈妈要注意出行安全

随着体重的增加，身体会越来越沉重，孕妈妈要减少独自上街的次数和时间。购买日常生活用品最好选择附近的商店，避开购物高峰期，而且不要忘了找个人陪伴。

孕35周的变化：胎儿的手指甲可以覆盖手指尖

到快出生时，胎儿拥有了完整的手指甲。手指甲又长又尖，胎儿活动双臂时经常被指甲划伤，所以刚出生时，很多宝宝的脸上有被划伤的痕迹。

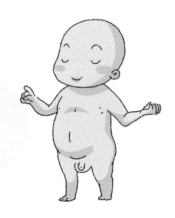

胎儿皮肤呈现出粉红色

随着白色脂肪的累积，胎儿的皮肤会呈现出粉红色。皮肤底下累积的白色脂肪可以调节胎儿体温并提供能量，待出生之后还具有调节体重的作用。

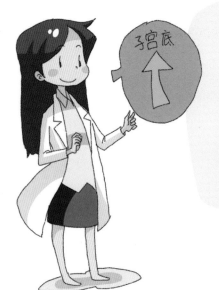

子宫底

孕妈妈子宫底上移

这个时期，子宫底高度达到最大，已经上移到胸口附近。子宫会挤压胃部或肺部，同时压迫心脏，所以此时呼吸困难和胸部疼痛的程度最为严重。由于胎儿的体重压迫孕妈妈腿部和骨盆神经，有时孕妈妈会出现腿部疼痛和骨盆痉挛症状。疼痛特别严重时，应该及时看医生。

孕35周的重点：准备分娩必备品

虽然现在离预产期还有1个月左右，但准时分娩的孕妈妈只有少数。一般情况下，在预产期的前后2周内分娩都属正常。正因为分娩时间的不确定，所以要事先准备好分娩所需的用品。

准备住院用品

虽然已经知道预产期，但大部分孕妈妈还是会提前或推迟分娩。一般情况下，分娩日期跟预产期有前后2周的差距，所以应该提前做好分娩准备，以便及时住进医院。主要分娩必备品有住院时所需的用品、胎儿用品、住院中产妇日常用品、出院用品等，将这些用品统统装入一个大旅行袋里，然后放在孕妈妈或家人都知道的地方。

住院期间孕妈妈所需的物品

医保卡，门诊手册，孕妇手册，毛巾，基本化妆品，换洗用品，纯棉内裤，袜子，哺乳用胸罩和卫生巾，产妇专用卫生巾，开襟毛衣等舒适的衣服，出院时要穿的外套。

住院期间胎儿所需的物品

配方奶，奶瓶，尿布，胎儿短上衣。（每个医院有所不同）

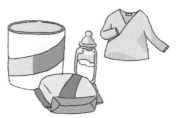

出院时胎儿所需的物品

胎儿睡衣，内衣，毛毯，尿布，奶瓶。

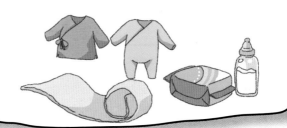

孕36周的变化：胎儿器官发育成熟

胎儿各器官发育成熟，等待降生时刻的到来。剩下的一个月内，胎儿的胎毛几乎全部脱落，仅在肩部、手臂、腿或者身体有皱褶的部位残留一些。皮肤会变得细腻柔嫩，皮肤被胎脂覆盖，便于胎儿从产道中顺利娩出。

孕妈妈的子宫增大到极限

孕妈妈的子宫增大到极限，所以腹中没有多余空间。此时期，孕妈妈体重已经增加了11～14千克，而从现在到分娩，只会稍微增加或者停止增长。

孕妈妈感到胎动明显减少

这个时期，孕妈妈会发现胎动次数明显减少。之后几周，部分羊水会被孕妈妈吸收到体内，而胎儿会继续成长，导致其活动空间变小，因此，胎动不如之前活跃。

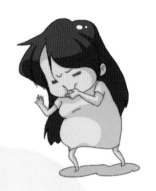

孕妈妈出现腹部下坠感

随着分娩的临近，孕妈妈的腹部也会出现明显变化。肚脐到子宫顶部的距离缩短，会有腹部下坠感，这是胎儿头部进入产道时引发的现象。随着胎头下降，腹部会出现多余空间，孕妈妈的呼吸终于变得顺畅，但是骨盆及膀胱的压迫感会加重。腹部下坠感因人而异，有些孕妈妈在分娩前几周就有感觉，有些孕妈妈则在阵痛开始后胎儿向产道移动时才有感觉。

孕36周的重点：每周定期检查

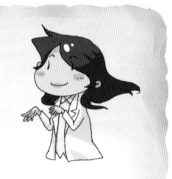

这个时期，每周要接受1次定期检查。若定期检查没有出现异常，预产期前后2周内就能分娩。

孕妈妈决定是否进行剖宫产

分娩最好的方法莫过于自然分娩，但是如果孕妈妈有健康方面的问题，或者怀孕进行过程不顺利，或者胎儿的健康有问题时，为了孕妈妈和胎儿的健康，就不得不进行剖宫产手术。

对于分娩来说，最重要的是产妇和胎儿的安全，所以决定要实施剖宫产手术以后，心理上不必有太大的负担。主治医生会根据分娩前孕妈妈和胎儿的状态决定是否改行剖宫产。在自然分娩过程出现危险时，也有可能临时决定进行剖宫产。对于孕妈妈来说，只要保持稳定的心态，静候分娩的到来即可。

孕妈妈要注意休息

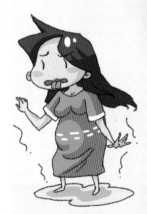

这时期的孕妈妈身体是最笨重的时候，很容易感觉疲劳，所以要保证足够的休息时间，使自己有一个饱满的精神状态和充足的体力。休息并不等于整天躺着静养或者坐着不动，每天除了适当的休息以外，还必须有一定的运动时间。

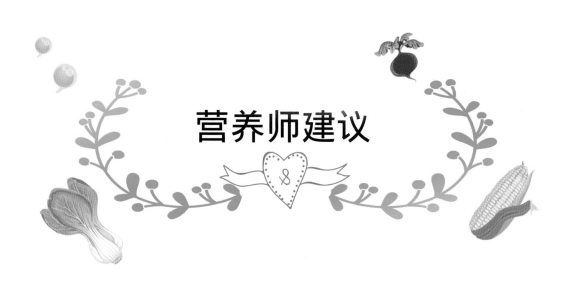

营养师建议

坚持补铁，助胎儿做存储

这个时期，胎儿的肝脏以每天5毫克的速度储存铁，直到储存量达到240毫克。如果此时铁摄入不足，影响了胎儿体内铁的存储，宝宝出生后易患缺铁性贫血。动物肝脏、动物血、绿叶蔬菜都是铁的良好来源，孕妈妈要均衡摄取。

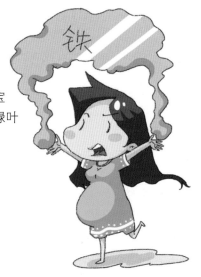

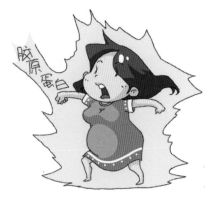

持续关注胶原蛋白的摄入

大部分妊娠纹都是孕晚期出现并加重的，所以孕晚期多摄入些胶原蛋白，以减少或减轻妊娠纹。孕妈妈要适当吃些肉皮、猪蹄、牛蹄筋、鸡翅、鸡皮、鱼皮及软骨等。

关注维生素K的摄入

维生素K参与人体凝血作用，如果缺乏维生素K可引起孕妈妈子宫出血、胃肠道出血等。如果孕晚期没能够补足，宝宝出生后，无法从母乳中获得足够的维生素K，因此而出现出血现象并不少见，所以孕妈妈在孕晚期应该积极补充维生素K，提高其在体内的储量。不过，人体对维生素K的需求并不多，每天是70~140微克，孕妈妈经常吃些含维生素K丰富的西蓝花，就能预防产后出血及解决母乳中维生素K含量不足的问题了。

有助于润肠通便的食物

孕晚期发生便秘的孕妈妈特别多，适当食用一些能润肠通便的食物有助于预防或者缓解便秘。

薯类食物含有丰富的淀粉，吃后产气，有宽肠胃的作用，可预防便秘。这类食物有红薯、土豆等，可以适量食用。

膳食纤维丰富的食物可以促进肠胃蠕动，并且会产生较大量的食物残渣，对排便有促进作用。这类食物有韭菜、芹菜、苋菜、菠菜、南瓜、白萝卜等。

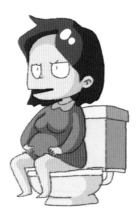

含有油脂、果胶等有润滑肠道作用的食物，也可以预防便秘，如苹果、芝麻、杏仁、松仁、蜂蜜等。

水分摄入不足或进食太少，都会导致消化道干涩，从而引起便秘，所以孕妈妈还要每天保证有一定的水分和食物摄入量。

增加膳食纤维摄入量的窍门

膳食纤维有助于促进肠道蠕动，缓解便秘。孕妈妈可以尝试通过以下方法来增加日常饮食中的膳食纤维摄入量。

1 用全麦制品，如全麦面包、全麦馒头、全麦面条等代替精米、精面制品，如普通面包、馒头、面条等。

2 用糙米、小米、玉米、高粱米、燕麦等煮粥，代替白米粥。

3 做米饭时添加一些豆类，如绿豆、红豆、芸豆等。不要用豆沙馅，豆沙馅不带皮，膳食纤维含量会大打折扣。

4 用煮黄豆或黄豆芽代替豆浆、豆腐等，因为完整的黄豆皮中含有大量膳食纤维。

5 用红薯、土豆、芋头等薯类食物代替部分粮食，带皮食用效果更佳。

6 多吃蔬菜和水果，尤其是芹菜、韭菜、洋葱、大白菜、莴苣、香蕉、苹果、杏等含膳食纤维比较丰富的品种。

安胎食谱

蒜蓉茼蒿

消食、预防早产

♡ ♡ ♡ ♡ ♡ ♡ ♡ ♡ ♡

茼蒿300克，蒜3瓣，葱2根，姜1片，水淀粉1大匙，盐1小匙，植物油、香油、白糖各适量。

1. 将茼蒿择洗干净切成长段，投入沸水中汆烫1分钟左右捞出；蒜去皮，剁成蒜蓉；葱、姜切末备用。

2. 锅内加入植物油烧热，放入葱末、姜末爆香，下入茼蒿段翻炒均匀。

3. 加入盐、白糖，用水淀粉勾芡；放入蒜蓉，淋入香油，翻炒均匀即可。

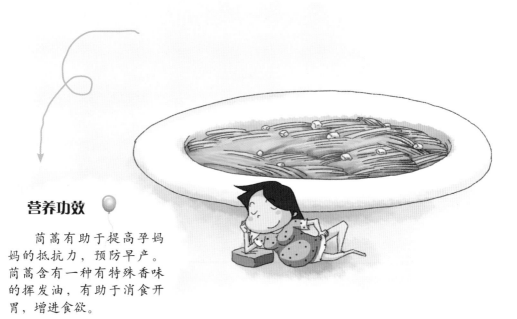

营养功效

茼蒿有助于提高孕妈妈的抵抗力，预防早产。茼蒿含有一种有特殊香味的挥发油，有助于消食开胃，增进食欲。

栗子炖牛肉

稳定情绪、缓解疲劳
♡ ♡ ♡ ♡ ♡ ♡ ♡ ♡

牛里脊肉100克，栗子（鲜）30克，姜2片，料酒1小匙，盐半小匙。

1. 牛肉洗净，切块；栗子去皮洗净。

2. 锅置于火上，加入适量清水，放入牛肉块及生姜，用大火煮开后，改用小火煮至半熟。

3. 加入栗子，继续用小火煮20分钟，加入料酒、盐拌匀即可。

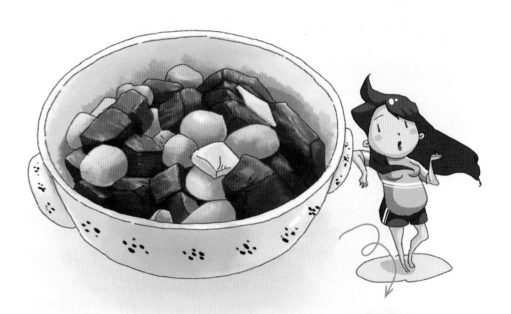

营养功效

这道菜可帮助孕妈妈补肾健脾、提高抗病能力，并能稳定情绪、缓解疲劳，还可以帮孕妈妈消除孕期水肿和胃部不适。

第十二章

孕10月，为分娩补充足够的能量

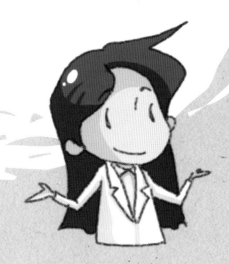

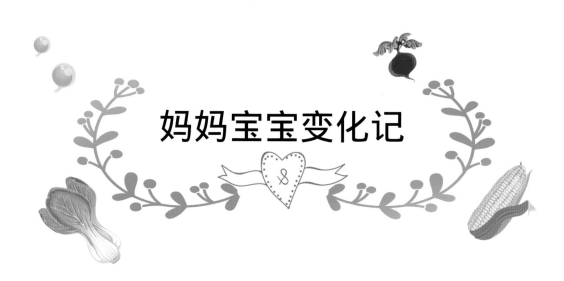

妈妈宝宝变化记

孕37周的变化：胎儿形成免疫能力

胎儿不能独立生成抗体，所以尚未具备抵抗外部细菌的自我保护能力。不过胎盘可以为其提供抗体，使刚出生的婴儿在一段时间内不会罹患感冒、腮腺炎、麻疹等疾病。婴儿出生后，会继续通过母乳得到抗体，慢慢形成自身的免疫能力。

胎儿仍在继续成长

这时，胎儿已经完成出生前的所有准备，但是在剩下几周内仍会继续成长，体重也会继续增加。每天生成28克以上的脂肪，大脑内开始形成神经的髓鞘，这在出生后仍会持续。

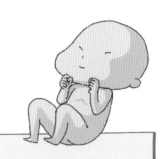

孕妈妈下腹部有收缩和疼痛感

随着预产期的临近，孕妈妈下腹部经常出现收缩或疼痛，甚至会产生阵痛的错觉。疼痛无规律时，这种疼痛并非阵痛，而是身体为适应分娩时的阵痛而出现的正常现象。越临近分娩，疼痛会越来越频繁。当这些疼痛有规律地重复时，有可能是开始分娩，所以应该做好去医院的准备。

孕37周的重点：分娩前维持规律的生活

孕妈妈在孕晚期应避免独自外出

孕妈妈身体疲劳时容易造成提前分娩，而且由于很难保证刚好在预产期分娩，所以临近分娩时，应该避免独自外出，最好家人一起外出。如果不得不一个人外出，应该把自己的行踪告诉家人。

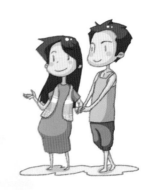

分娩前，孕妈妈更应防止过食

接近分娩期时，胎儿会下降，子宫对胃的压迫相对减轻，胃部变舒服，食欲自然会旺盛起来。另外，上班的孕妈妈此时也会因为从公司申请到了产假而心情愉快，所以这时候很容易放松警惕而过食。分娩之前尽量不要吃太多，保持规律的生活，注意控制体重。

孕妈妈应准备好紧急联系电话

要建立紧急联络网，这样无论何时出现意外，都可以采取适当的措施。除了医院的联系方式外，还有丈夫、娘家、婆家、月子中心的联系方式也要一目了然地罗列出来。这样，万一出现意外情况，就可以及时寻求帮助，不至于手忙脚乱。

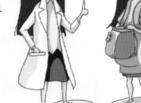

医院电话

孕38周的变化：盆腔包围胎儿

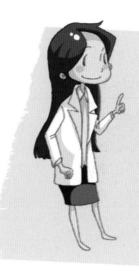

胎儿的头部朝下

这个时期，胎儿的身体占据了整个子宫，所以胎儿要蜷曲身体，双手向前合拢。胎儿的头部会朝向骨盆内的方向，准备出生。孕妈妈的骨盆腔包围着胎头，会好好地保护胎儿。此外，由于受到胎盘分泌的激素刺激，不管是男婴还是女婴，胸部都会鼓起来，出生后会很快恢复正常。

孕妈妈出现假阵痛宫缩

子宫收缩是即将分娩的讯号，而大部分孕妈妈在子宫收缩之前，会经历假阵痛收缩。假阵痛收缩类似阵痛，但是不同于子宫收缩。假阵痛收缩没有规律，而且稍微活动，疼痛就会消失。

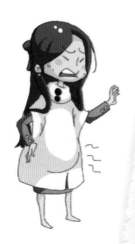

注意区分真宫缩和假宫缩

在此期间，孕妈妈会发现假宫缩出现得越来越频繁，持续时间越来越长，假宫缩过程中的不适感也越来越严重。

假宫缩没有规律，两次间隔时间不一定，一次宫缩持续的时间也不一定。假宫缩的不适感可以通过散步、吃东西等缓解。

如果宫缩变得规律，而且两次宫缩间隔时间越来越短，那就有可能是真宫缩，很可能即将分娩，孕妈妈必须尽快去医院。

孕38周的重点：孕期最后的定期检查

坚持孕期最后的定期检查

名　称	检查项目
血压检查	要经常检查血压的状态，确认是否出现血压的突然变化
尿液检查	可以诊断感染情况，同时能掌握高血压征兆的蛋白质指数和糖尿病征兆的糖分指数
体重检查	怀孕最后一个月内，孕妈妈体重增加11～16千克时比较正常，所以要经常测量体重
测定子宫大小	透过超声波检查或内诊检查测定子宫的大小
多普勒检查	通过胎儿的心跳强度、频率、位置，能诊断出胎儿的健康状况

怀孕最后一个月要做好胎教

怀孕最后一个月，是心理和身体方面非常痛苦的时期，但是想到胎儿即将出生，就不能忽视胎教。跟丈夫一起练习呼吸方法的同时，要有条不紊地进行各项准备工作，这是怀孕最后一个月能进行的主要胎教。

接近分娩时，孕妈妈可能怎么努力也无法消除内心的紧张和不安，而且会出现腹部痉挛或心跳加快等临产前的各种征兆。丈夫可以替妻子按摩肩部和四肢，帮助妻子放松心情。为了顺利分娩，妻子应该全面练习拉梅兹呼吸法。另外，进行胎教直到最后一刻有助于顺产。这时，应该让胎儿意识到即将要和爸爸妈妈见面的事实，同时为即将来临的分娩做好准备。

孕39周的变化：胎儿肠道充满胎便

胎便是由胎儿肠道内掉落物和胎毛、胎脂、色素等物质混合而成。一般情况下，在分娩过程中被排出，或者出生后几天内变成大便排泄到体外。

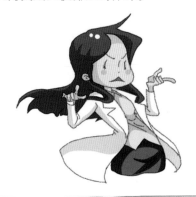

胎儿分泌激素

出生前一周内，胎儿的副肾上腺大量分泌出叫作皮质醇的激素。这种激素有助于胎儿出生后顺利完成第一次呼吸。

出现有规律的子宫收缩

临近分娩时，子宫颈部变得更加柔软，开始出现有规律的子宫收缩。随着孕妈妈的活动，子宫收缩更强烈。如果收缩间隔规律，而且越来越短，就应该立即去医院。

孕妈妈出现破水

出现破水就预示着即将开始分娩，应该尽快去医院。

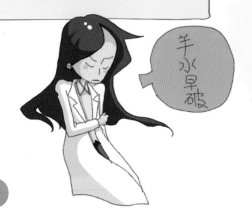

提防羊水早破

如果发现阴道排出带有血丝的黏液，也就是说见红了，说明再有1周左右就将分娩。

如果突然感觉有大量液体涌出，很可能是羊水早破，孕妈妈要马上抬高臀部仰躺下来，尽快去医院。

孕39周的重点：分娩准备完成

　　这个时期，距离预产期只有1周左右。现在只剩下一件事情——以平静的心情等待分娩。仔细检查各种分娩必备品的同时，继续观察身体状态，耐心地等待分娩。

了解分娩当天的过程

　　孕妈妈突然出现阵痛时容易慌张，所以要事先了解住院时的过程。电话机旁边要贴上用大字写的医院电话号码，为了能随时保持联系，要重新确认家人手机号码和紧急联络处的电话号码。另外，要考虑好分娩当天要用的交通工具。一个人在家时出现阵痛，要找附近的人来照顾。

熟悉分娩用力的方法

　　经产妇有分娩经验，所以知道分娩时该如何用力，但是初产妇会比较茫然。实际上，何时用力，如何用力，只要在产床上按照医生的口令即可。

了解胎儿回旋4阶段

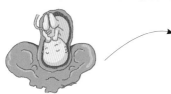

第1回旋：胎儿的身体蜷曲着，下颚就要贴在胸口了，进入骨盆。

第2回旋：骨盆的出口很长，胎儿脸朝下，头部向妈妈后背处，回转了90°。

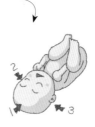

第3回旋：向与第1回旋相反的方向回旋，按前头部、脸、后头部的顺序出生。

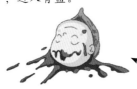

第4回旋：头部完全娩出。

孕40周的变化：开始分娩

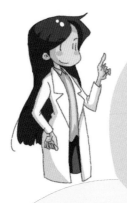

胎儿正在为出生做准备

胎儿为了从狭窄且弯曲的产道里挤出，也在不停地转动身体，变换姿势，并且不停地运动。为了顺利产下胎儿，孕妈妈要尽最大努力并听从医生的指示。

孕妈妈开始阵痛

腹部感到针刺似的疼痛，这种疼痛以30分钟或1小时为间隔持续发生，那么这时就可以认定阵痛开始。阵痛的时间间隔因人而异。一旦阵痛间隔时间小于30分钟，不要慌张，要沉着地做好住院准备。

调节心情

孕妈妈强大的承受能力、坚强的性格，也会传递给胎儿，是将来孩子性格形成的最早期的榜样。孕妈妈应尽量做到心理放松，配合医生的指导，为宝宝的顺利出生创造条件。

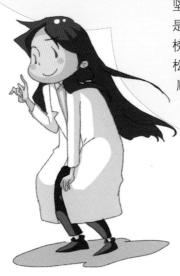

孕40周的重点：阵痛开始后立即住院

孕妈妈将要结束10个月漫长而辛苦的怀孕过程。一旦开始出现规律的阵痛，就应该在做好心理准备的同时住进医院。

减少产前运动

这个时候子宫已过度膨胀，宫腔内压力已较高，子宫口开始渐渐地变短，孕妈妈负担也在加重，如水肿、静脉曲张、心慌、胸闷等。此时，应减少运动量，以休息和散步为主，或者进行一些适合于自然分娩的辅助体操，孕妈妈时刻准备着分娩时刻的到来。

消除产前紧张情绪

如果你对分娩感到紧张，可以在家人的陪同下到准备分娩的医院去熟悉环境。在出现分娩信号时，你就可以在家人协助下把入院所需的东西准备好，以免临产时手忙脚乱。平时休息时，做些清闲的事，慢慢地做松弛训练，听听柔和的音乐，看看书或杂志，或者为小婴儿准备些东西。在如此平和的心态下，静静等待孩子的降临。

住院待产

阵痛和分娩的过程因人而异，有的人在阵痛3个小时后就分娩完毕，有的人则要经过两天一夜的阵痛才能产下胎儿。如果感到阵痛已经开始，在测出阵痛间隔后马上与医院取得联系。一旦出现羊水破裂或者大量出血，就必须及时赶往医院。

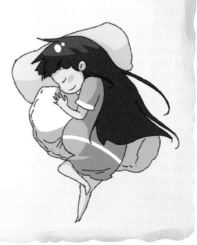

营养师建议

关注锌摄入，助自然分娩

锌有促进子宫收缩，把胎儿娩出子宫腔的功能。血锌浓度高，子宫收缩有力；血锌浓度低，则子宫收缩无力。产程延长，孕妈妈的痛苦和出血量都会增加。孕晚期饮食中锌的含量应多些，让孕妈妈在体内有一定量的储备，分娩时产力就会较好，产后恢复也顺利。

在临近分娩时，孕妈妈可以多吃些富含锌的食物，如瘦肉、鱼类、蛋黄、葵花子等，特别是一些偏爱素食的孕妈妈，更要经常吃，因为锌在缺乏肉类辅助的情况下，机体对其获得量及利用率都明显降低。

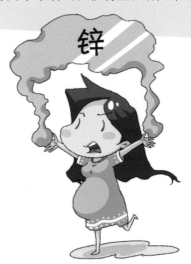

锌

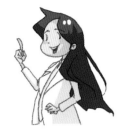

储存蛋白质令产后奶水充足

怀孕晚期需要储备一定量的蛋白质，蛋白质对乳汁的分泌有很大的帮助，可令孕妈妈产后的乳汁分泌顺畅。如果蛋白质储备不足，会导致孕妈妈体力下降，进而出现产后恢复不良，乳汁也就会稀少。准备母乳喂养的孕妈妈在孕9~10个月就必须增加优质蛋白质的摄入量，多食鱼、蛋、奶及豆类制品。

相比较而言，动物性蛋白质在人体内吸收利用率较高，而豆和豆制品等植物性蛋白质的吸收利用率较差。将动物性食物和植物性食物搭配食用，蛋白质利用率会提高。

维生素C可降低分娩危险

研究表明，在怀孕前和怀孕期间，体内维生素C不足的孕妈妈容易发生羊水早破，增加分娩危险。但是，在怀孕期间，由于胎儿发育占用了不少营养，所以孕妈妈体内的维生素C及血浆中的很多营养物质含量都会下降。如果在孕妈妈的饮食中增加维生素C的补给，就能够防止白细胞中的维生素C含量下降，所以孕妈妈在孕晚期要特别注意补充维生素C，应该每天摄入足量的新鲜的蔬菜和水果，以保证体内维生素C足量。

补钙不再需要特别关注

这个时期，孕妈妈补钙的问题不需要再像从前那样关注了，而且千万不要再加量。之前足量补钙的孕妈妈在产前半个月甚至可以适当减量，否则可能造成胎儿颅骨过硬，给分娩造成困难。

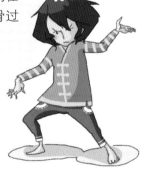

为分娩储备能量

从有规律性的宫缩开始到宫口开全，第一次分娩的孕妈妈大约需要12小时。在此期间，要抓紧时间吃一些东西，为顺利分娩储备能量。

临产前，孕妈妈的心情一般比较紧张，不想吃东西，或吃得不多，所以，应选择营养价值和热量都高的食物，如鸡蛋、牛奶、瘦肉、鱼、虾和大豆制品等。同时，为防止胃肠道充盈过度或胀气，确保顺利分娩，摄入的食物应少而精，以半流质、新鲜而且味美的食物为主，如排骨汤面、瘦肉粥等。当然，符合孕妈妈的口味也非常重要，一定要选择自己喜欢的饭菜。

临产饮食安排要科学

孕妈妈从规律性宫缩开始到正式分娩，历时较长，大部分都在12小时以上，此期间的能量消耗是持续且巨大的，所以需要持续且足够地补充。

临产的饮食可以少食多餐，一天安排4~5餐，尽量让孕妈妈吃饱吃好。食物以易消化、少渣、可口为好，半流质或流质食物，如面条、鸡蛋汤、排骨汤、牛奶、酸奶、热巧克力等都可以。

另外，产前还需要适当补水，直接喝水、牛奶、果汁，或吃水分比较足的水果都可以。

总之，产前既不可过于饥渴，也不能暴饮暴食。

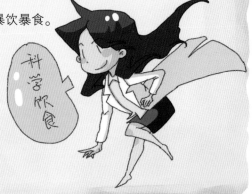

安胎食谱

鱼头汤

高蛋白，补充能量
♡♡♡♡♡♡♡♡♡♡♡

大鱼头1个，五花肉、香菇各少许，姜丝、豆腐、大白菜、油、盐各适量。

1.五花肉、香菇切丝；鱼头用油煎到半熟。

2.锅里放少许油加热后，放进五花肉、香菇丝、姜丝爆香。

3.再放入大白菜、豆腐、鱼头及水，蒸煮2小时后放进少量盐即成。

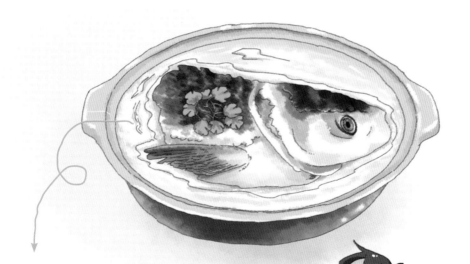

营养功效

如果产前在饮食上做一些准备，分娩时以致月子里都会给孕妈妈带来很多益处，这款鱼头汤可以说是为孕妈妈量身打造的，不妨试一试。

腰果虾仁

补充蛋白质

♡ ♡ ♡ ♡ ♡ ♡ ♡ ♡

虾仁200克，腰果50克，鸡蛋1个；葱花、蒜片、姜片、油、料酒、醋、淀粉、香油、盐各适量。

1.大虾洗净，剥出虾仁，挑去黑色虾线。

2.取鸡蛋清打起泡沫，加盐、料酒、淀粉调和；虾仁放入，拌一下。

3.锅中放油烧热，炸腰果，捞出，晾凉；再放入虾仁，滑开，捞出控油。

4.锅中留少量油，放入葱、蒜、姜爆香，加料酒、醋、盐炒匀；倒入虾仁、腰果翻炒片刻，淋上香油即可。

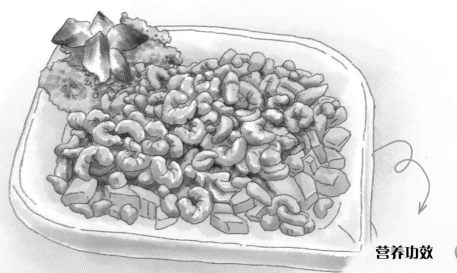

营养功效

腰果、虾仁、鸡蛋都富含蛋白质，能保证孕妈妈孕晚期对蛋白质的需求。

第十三章

缓解孕期不适的
饮食营养攻略

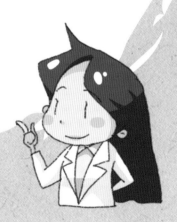

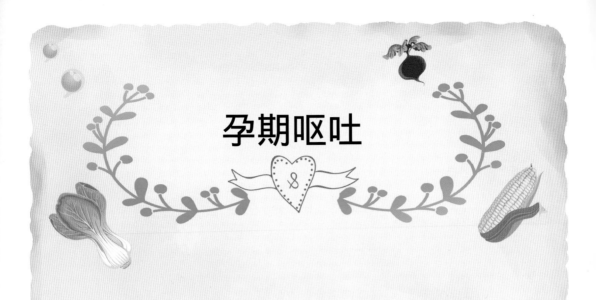

孕期呕吐

什么是孕期呕吐

　　孕期呕吐是发生在孕妈妈身上比较常见的一种生理性反应。在妊娠早期会发生恶心、呕吐、乏力等症状，医学上称为早孕反应，一般在停经后40天出现。当孕早期结束时，也就是在孕12周之后，早孕反应逐渐减轻或者消失。

　　孕期呕吐是由于怀孕期的生理改变使孕妈妈体内人绒毛膜促性腺激素增多，会在一定程度上抑制胃酸的分泌。胃酸分泌减少，使消化酶的活力大大降低，胃排空时间延长，从而影响孕妈妈的食欲和消化功能，导致头晕、乏力、食欲减退、恶心、呕吐等一系列反应。在怀孕后，有的孕妈妈由于精神紧张，或者受到心理暗示的影响，使得呕吐更为严重。

孕期呕吐的影响

　　对于多数的孕妈妈来说，呕吐的症状并不严重，每天基本能正常用餐，因而对孕妈妈和胎儿的影响不会很大，不需要特殊的治疗，一般在妊娠3个月后会自然消失。但是，有些孕妈妈反应非常严重，会出现持续性呕吐，甚至连喝水也吐，闻到食物的味道就恶心，以致不能正常喝水、进食。这种情况称为妊娠剧吐，需尽快去医院就诊。妊娠剧吐的表现差异性很大，绝大多数孕妈妈经过治疗后可痊愈，但是也有极个别的孕妈妈可能因剧吐而死于某些并发症，如酸中毒、肝功能衰竭等，所以千万不能掉以轻心。

缓解孕吐的饮食要点

1.每次进餐不要吃得太多，要选择富含糖（例如苏打饼干）、蛋白质的食物，并且汤汤水水的东西要尽量少吃。由于恶心呕吐多在清晨空腹时较重，此时可吃些体积小、含水分少的食物，如几粒花生仁、几片苏打饼干等。

2.可以吃一个烤土豆或一根香蕉。香蕉里含有钾，也能减少孕吐。早晨吃少量食物，保证在胃里留存一些东西，能防止恶心呕吐。

3.孕吐严重的孕妈妈可以服用儿童维生素代替成人维生素，儿童维生素更容易消化，不会导致胃部不适。

4.妈妈不应挑食，缺乏营养会导致宝宝营养不足。

5.避免吃油炸、油腻、辛辣、具有刺激性或不好消化的食物。

有助于缓解孕期呕吐的食物

食物	功　效
牛奶	不仅营养丰富，还可有效缓解孕吐。若不爱喝牛奶，可以喝酸奶
姜	将鲜姜片含于口中，或者在饮水或牛奶时，加入鲜姜汁，都可以减轻恶心感
苹果	甜酸爽口，可为人体补充水分、维生素和必需的矿物质，还能增进食欲，促进消化，有缓解孕吐的功效。喝水时加些苹果汁和蜂蜜，或者吃些苹果酱，有助于保护胃
柠檬	可榨汁饮用。在感觉恶心的时候吮吸一片新鲜柠檬，也有止吐的效果
甘蔗	甘蔗汁具有止呕的效果，与生姜汁同用时止呕的效果很好

缓解孕期呕吐的小窍门

1 避免空腹，少食多餐。避免吃过于油腻、味道过重的食物，以减少恶心的症状。

2 凉的食物比较容易接受，只要不是油腻的食物，都可以放凉后食用。

3 尽量避免异味的刺激。在呕吐后应立即清除呕吐物，并用温盐水漱口。

4 保持大便的通畅，因为便秘会加重孕吐。

5 可在手帕上滴几滴柠檬汁，当感觉恶心时可闻一闻。

6 用新鲜生姜片涂抹嘴唇，可起到减轻恶心感的作用。

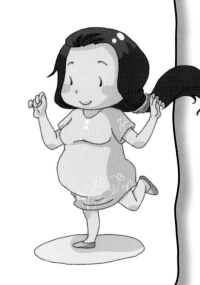

7 调节好室温，避免过热或大量出汗，也有利于避免恶心。

8 穿着应尽量舒适。腰部太紧的衣服会加剧呕吐。

9 保持情绪的稳定和精神的放松，可减轻孕期呕吐，对健康大有裨益。

陈皮卤牛肉

理气健脾、减轻孕吐

♡♡♡♡♡♡♡♡♡♡♡♡

瘦牛肉300克,陈皮20克,葱段、姜片、白糖、酱油各适量。

1. 陈皮用水泡软;瘦牛肉洗净切薄片,加适量酱油拌匀,腌10分钟。
2. 腌好的牛肉一片一片放到热油锅里,炸至稍干盛出。
3. 放入陈皮、葱段、姜片爆香,然后加入白糖、剩余酱油和牛肉片稍炒一下,加适量水,炖至卤汁变干,即可食用。

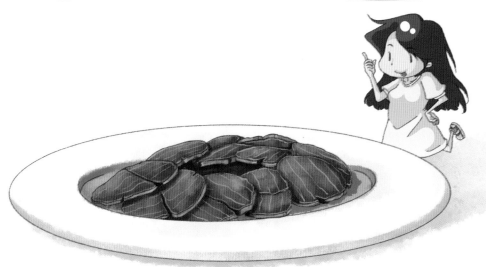

营养功效

瘦牛肉含有丰富的B族维生素,可助减轻怀孕早期的呕吐症状,还可减轻精神疲劳等不适,是孕妈妈首选的肉类食物。陈皮理气健脾、燥湿化痰,姜也有助于减轻孕早期的恶心感。

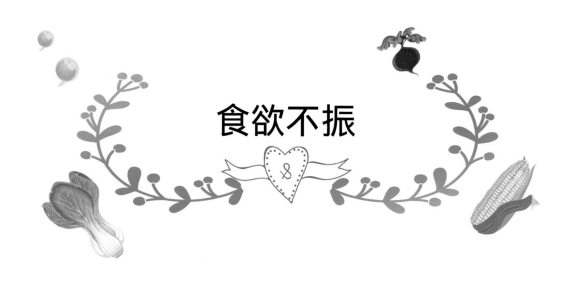

食欲不振

什么是食欲不振

　　食欲不振是指进食的欲望降低，缺乏胃口。在怀孕期间，许多孕妈妈都会出现食欲不振的现象，出现体重减少的状况。

　　怀孕后，受体内激素影响，身体代谢改变，孕妈妈常会出现恶心、呕吐、便秘等症状。与此同时，运动量的减少，情绪的起伏不定，这些诸多因素，就导致了食欲不振的发生。若再加上炎热的天气、工作或生活的压力等影响，则会使食欲不振的问题变得更为严重。

食欲不振产生的影响

　　有的孕妈妈由于进食过少，出现了体重减轻的状况。虽说食欲不振是孕早期常见的反应，但孕妈妈若不注意调理，长此以往，则会影响到胎儿的健康成长。

温馨提示

　　在夏季，可多用醋和番茄酱等调味料，这样有助于刺激味觉，增进食欲。如茄汁鱼块、糖醋黄瓜等菜肴，都是不错的选择。水果、凉拌菜虽有增进食欲的功效，但孕妈妈也不宜过多食用。同时，千万不要空腹饮用金橘柠檬汁，特别是冰镇后的。

有助于缓解食欲不振的食物

陈皮：具有理气健胃、祛湿化痰的作用。其散发的清香气味，对食欲不振的孕妈妈别有一番吸引力。

金橘：果味酸甜可口，可防风祛寒、生津止渴、开胃健脾。

橘子：富含维生素C和柠檬酸，具有增进食欲、开胃的功效。

凉拌菜：如凉拌黄瓜、凉拌苦瓜、凉拌洋葱等，皆有开胃的作用。

缓解食欲不振的小窍门

1.吃清淡少油的食物，因为油腻的食物会使肠胃蠕动减慢，影响食欲。

2.可选择自己喜欢的食物，以帮助自己增进食欲。

3.烹饪多变化，且注意食物摆盘的美观化。

4.可尝试水果入菜，用柠檬等作为材料来烹饪食物，或添加少量醋来调味。

5.少食多餐，尽量避免空腹，且不要强迫自己吃太多。

6.吃饭时保持愉快的心情，并注意饭后多休息。

7.坚持适量的活动，可促进食欲。

糖醋白菜

开胃，助消化

♡ ♡ ♡ ♡ ♡ ♡ ♡ ♡

白菜250克，胡萝卜50克，白糖、醋各10克，酱油5克，盐、淀粉各少许。

1.白菜洗好，切成斜片；胡萝卜洗净，切成斜片；白糖、醋、酱油、盐、淀粉混合在一起调成糖醋汁。

2.锅置于火上，放油烧热，放入白菜片煽炒，后放胡萝卜片，炒熟后，将糖醋汁倒入调匀即可。

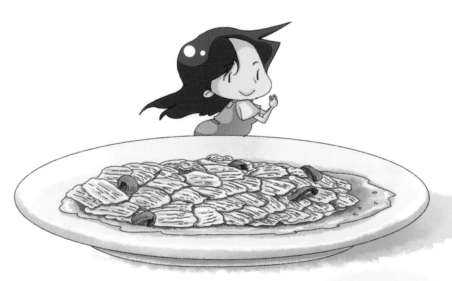

营养功效

此菜酸甜可口，醒脾开胃、促进食欲，适合于孕早期食欲不佳的孕妈妈食用。

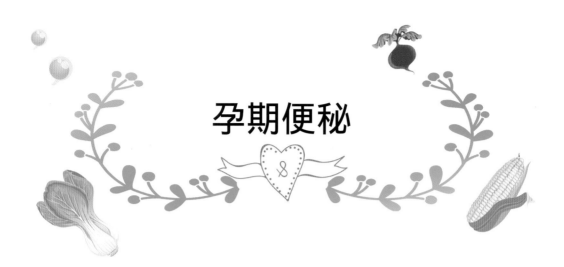

孕期便秘

什么是孕期便秘

　　一般来说，每2~3天或更长时间才排便一次，且排便不顺畅，所需时间较长，即为便秘。有些孕妈妈即使只有一天不排便，也会觉得很难受，这也是便秘。

　　怀孕后，体内分泌大量的孕激素，孕激素具有抑制肠蠕动的作用，引起胃肠道肌张力减弱、肠蠕动减慢。随着不断增大的子宫压迫胃肠道，尤其是妊娠晚期、胎头入盆后，胃肠道，特别是直肠，受到的机械性压力越来越明显，常常伴有痔疮形成。再加上怀孕后，由于几乎所有孕妈妈的运动量都会减少，这是导致便秘的最常见的原因。有许多妇女在尚未怀孕时就有便秘的毛病，怀孕后，行动不方便，尤其是不习惯下蹲式厕所，加上痔疮发作疼痛，使得孕妈妈对排便有种恐惧感，并有意识减少排便，使便秘情况更加严重。

孕期便秘产生的影响

　　便秘会使体内毒素堆积，危害身体健康，长时间的便秘还易患上痔疮，出现发痒、出血等症状。便秘也会让孕妈妈的食欲下降，造成营养素摄入不足，给胎儿的成长造成不良影响。妊娠晚期，便秘会更加严重，从而导致孕妈妈腹痛、腹胀，严重者可导致肠梗阻，并引发早产。有便秘的孕妈妈分娩时，堆积在肠管中的粪便妨碍胎儿下降，导致产程延长，甚至难产。

温馨提示

　　由于孕妈妈是禁用泻药的，因此要及早注意预防便秘，更不能擅自使用药物。若是超过5天不排便，就应去医院检查。

缓解孕期便秘的饮食要点

孕妈妈应多吃富含粗纤维的蔬菜、水果及粗粮以刺激肠壁，使肠蠕动加快，粪便容易排出。粗粮中除有丰富的膳食纤维，维生素B_1的含量也很丰富。维生素B_1可加强神经传导功能，增加胃肠蠕动。富含膳食纤维的食物包括未加工的豆类，如黄豆、红豆、绿豆、黑豆等；全谷类及其制品，如燕麦、玉米、糙米、全麦面包等。

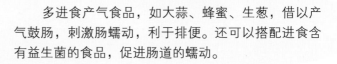

多进食产气食品，如大蒜、蜂蜜、生葱，借以产气鼓肠，刺激肠蠕动，利于排便。还可以搭配进食含有益生菌的食品，促进肠道的蠕动。

少吃或不吃莲藕、蚕豆、荷包蛋、糯米粽子、糯米汤圆等不易消化的食物。尽量少吃辣椒、川椒、芥末、咖喱、大葱、洋葱、韭菜等辛辣刺激食品。不宜进食桂圆等热性水果，而要多吃梨、哈密瓜、桃子、苹果、大枣、黑枣等富含膳食纤维的水果。

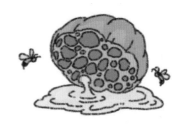

每天早晨空腹饮1杯温开水，可刺激肠管蠕动，有助于排便。水分补充要充足，每日至少喝1000毫升水。也可每日适当饮用300~500毫升现榨果汁。

有助于缓解孕期便秘的食物

◎玉米：膳食纤维含量很高，能刺激胃肠蠕动，且具有利尿、降压、紧致皮肤等功效。

◎红薯：能促进消化液分泌和胃肠蠕动，且富含利于胎儿发育的多种营养成分。

◎圆白菜：具有抗氧化、防衰老的功效，可促进消化，提高人体免疫能力。

◎黄豆：能通肠利便，利于改善便秘状况，同时也有利于胎儿的发育。

◎芋头：具有保护消化系统、提高免疫能力的作用。可促进肠胃蠕动，对孕期便秘、肥胖都有很好的治疗效果。

◎蘑菇：能通便排毒，且具有镇静、止咳化痰、提高机体免疫能力的功效。

◎草莓：所含的果胶和膳食纤维可以帮助消化，对肠胃不适有调理作用。

◎香蕉：具有通便润肠的功效，适量食用能促进排便。

◎酸奶：其中的有机酸能刺激胃酸分泌，抑制有害菌生长，清理肠道。

缓解孕期便秘的小窍门

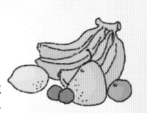

◎每天固定在一个时间排便，养成排便前先喝一杯白开水的习惯，再加上每天有规律地在大脑皮层形成对肠道的刺激，孕妈妈自然而然会产生便意。

◎不管是否有便意，可在晨起或早餐后，都按时去厕所，久而久之就会养成按时排便的习惯。排便时不要看书、看报。

◎避免久坐、久站，每天适当进行一些轻量的活动。平躺在床上时，将右手掌绕着肚脐，按顺时针方向轻轻揉按，可促进排便。

◎减少精神压力，放松的心态有助于排便的顺畅。

润肠食谱

紫甘蓝沙拉

补充膳食纤维

♡♡♡♡♡♡♡♡♡♡

紫甘蓝200克，生菜、鲜玉米粒各50克，小番茄适量，沙拉酱30克，胡椒粉、盐各少许。

1.紫甘蓝、生菜分别洗净，切成细丝；小番茄洗净，切半。

2.上述材料和玉米粒加沙拉酱拌匀，撒少许胡椒粉、盐即可。

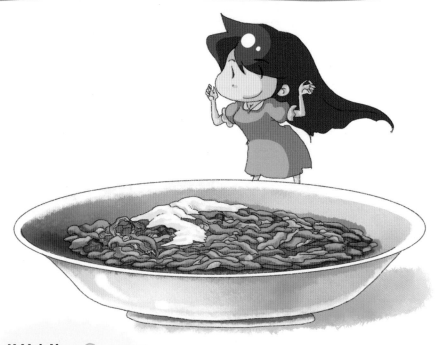

营养功效

此道沙拉富含多种维生素，口味清淡，也含有丰富的膳食纤维，有利于缓解孕早期便秘。

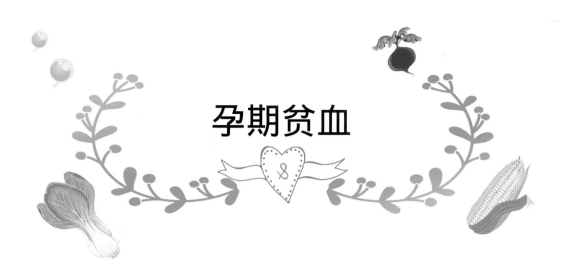

孕期贫血

什么是孕期贫血

孕期贫血是孕期常见的营养缺乏病之一，约有1/4的孕妈妈会发生不同程度的贫血，但重症贫血的患者并不多见。如果孕妈妈脸色发黄、指甲苍白发脆，并常常感到头晕、耳鸣、疲惫、乏力、失眠、怕冷，或由蹲姿站立时感到眩晕、眼前发黑，就可能已患贫血了。孕期血红蛋白低于100毫克/升，可诊断为贫血。

通常来说，引起贫血的原因主要是缺乏叶酸或缺铁。到了孕晚期，孕妈妈体内的血液量大约会增加1200毫升，血液被稀释，红细胞数与血红蛋白相对减少，而胎盘与胎儿的发育都需要增加血液量，使铁的供给量要达到孕前的2倍，因此孕妈妈容易发生缺铁性贫血。除了生理因素会造成孕妈妈贫血外，还有一些与孕妈妈偏食有关，包括铁在内的营养成分摄入不够，不能满足生理的需要，也容易造成缺铁性贫血。也有一些孕妈妈是因为患有慢性萎缩性胃炎、慢性肾炎、钩虫病等疾患所导致。

孕期贫血产生的影响

贫血是引起孕妈妈头晕的常见原因。孕妈妈贫血不仅影响母体健康，而且会使胎儿发育迟缓，严重时还会发生胎盘缺氧，甚至引起早产或死胎。另外，贫血带给孕妈妈的还有分娩时体力上的负担，因为贫血的产妇从出现阵痛到分娩可能会拖很长的时间。若由于贫血而导致分娩时体力不支，容易出现产程受阻，则需要行剖宫产，同时也会增加胎儿患并发症的概率。

温馨提示

在刚开始补铁的时候，孕妈妈如果发现大便发黑，不必担心，这是正常现象。

缓解孕期贫血的饮食要点

1.多吃含铁丰富的食物。动物肝脏富含矿物质，像鸡肝、猪肝等，一周吃两次。鸭血汤、蛋黄、瘦肉、豆类、菠菜、苋菜、番茄、红枣等食物含铁量都较高，可经常吃。

2.食物要多样化。多吃含维生素C丰富的蔬菜和水果，经常吃牛奶、胡萝卜、蛋黄。这些食物可以补充维生素A，有助于铁的吸收。没时间做饭的职业女性，可带些自己喜欢的牛肉干、卤鸡蛋、葡萄干、牛奶、水果等上班。三餐间补充些零食，也不失为改善贫血的好方法。职业女性周末一定要给自己煲点排骨汤、鸡汤等。平时家中冰箱里放些罐装八宝粥、黄瓜、番茄、鸡蛋、火腿肠等，作为早餐食用。

3.怀孕中后期多吃高蛋白食物。妊娠中后期胎儿发育加快，只要每周体重增加不超过1千克，就要多吃高蛋白食物，比如牛奶、鱼类、蛋类、瘦肉、豆类等，这些食物对贫血的治疗有良好效果。但要注意荤素搭配，蔬菜、水果也要多吃，以免过食油腻东西伤胃。

有助于缓解孕期贫血的食物

1.动物内脏：猪肝、牛肝、羊肝、鸡肝等动物内脏中的铁含量高于动物的肉。

2.动物血液：动物血液中含有丰富的血红素铁，易被人体消化吸收，如猪血、鸡血、鸭血等。

3.新鲜的蔬菜和水果：不但能补铁，所含的维生素C还有利于促进铁的吸收，如胡萝卜、柠檬、橘子、樱桃等。

4.豆制品：含铁量较多，肠道的吸收率也较高。

5.木耳：含有较丰富的铁，不但能防治缺铁性贫血，还能强身健体。

补血食谱

山药煲乳鸽

稳定情绪、缓解疲劳
♡♡♡♡♡♡♡♡♡♡

乳鸽1只，山药200克，莲子20克，姜2片，葱段、盐各适量。

1.山药去皮洗净，切块；莲子洗净，去芯。

2.乳鸽宰后除去内脏，洗净，切块，放入加有姜片、葱段的开水锅内煮3分钟，取出冲净。

3.砂煲注入清水煮滚，加入乳鸽块、山药块、莲子煲30分钟，改小火再煲1小时至熟烂，下盐调味即可。

营养功效

以肉类煲汤，除了能供应丰富的蛋白质外，更含有丰富的铁及B族维生素。莲子具有补脾益肾、养心安神的功效。乳鸽肉味咸性平，能补肝肾、补气养血。

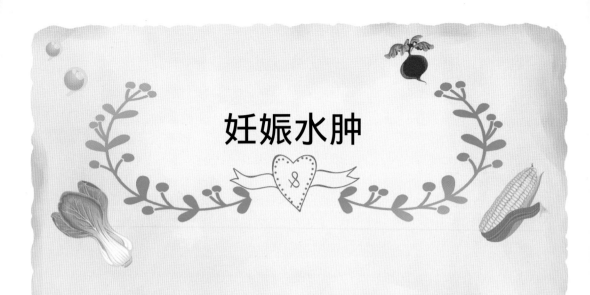

妊娠水肿

什么是妊娠水肿

　　水肿是孕期的常见现象，一般发生在怀孕5~6个月后。其特征最早出现足背水肿，然后逐渐蔓延到小腿、大腿、外阴以至下腹部，严重时还会波及上肢和脸部，并伴有体重明显增加、尿量减少等症状。水肿通常是晚上稍重，经过一夜睡眠会有所减轻。只要不是突然肿得很厉害，或体重增加得特别多、特别快，孕妈妈大都可以安心地度过孕期。

　　约有75%的孕妈妈，在怀孕期间或多或少会有水肿情形发生，且在怀孕七八个月后，症状会更加明显。这是由于随着胎儿的逐渐增大、羊水增多，子宫越来越大，压迫到下腔静脉，因而造成血液循环回流不畅。此种水肿一般不超过膝关节，化验尿液无异常，属于正常的现象。产后这种水肿会自愈，不需药物治疗，所以孕妈妈不用担心。另外，营养不足也会引发妊娠水肿。

妊娠水肿产生的影响

　　孕期发生轻度的水肿属正常现象，不必做特殊治疗。这种水肿一般休息较长时间后能够消退，早晨轻、晚间重，一般在天气炎热的情况下会更加严重，这是孕期正常反应，不是病理现象。

　　如经休息，水肿不仅未消退，且大腿、腹壁、阴部，甚至全身都水肿，则属病态，应及时就医。如水肿伴高血压，尿中查出蛋白，则要警惕合并妊娠水肿或轻度妊娠期高血压病，应立即治疗，以防产前子痫而危及生命。

缓解妊娠水肿的饮食要点

◎补充足量的蛋白质。水肿的孕妈妈，特别是由营养不良引起水肿的孕妈妈，每天一定要保证进食肉、鱼、虾、蛋、奶等动物类食物和豆类食物。这类食物含有丰富的优质蛋白质，贫血的孕妈妈每周要注意进食2~3次动物肝脏，以补充铁。

◎进食足量的蔬菜和水果。蔬菜和水果中含有人体必需的多种维生素和微量元素，多吃可以提高机体的抵抗力，加强新陈代谢，还可解毒利尿。

◎不要吃过咸的食物。水肿时要吃清淡的食物，特别注意不要多吃咸菜，以防止水肿加重。

◎控制水分的摄入。对于水肿较严重的孕妈妈，应适当控制水分的摄入。

◎少吃或不吃难消化和易胀气的食物，如油炸的糯米糕、地瓜、洋葱、土豆等，以免引起腹胀，使血液回流不畅，加重水肿。

有助于缓解妊娠水肿的食物

◎鸭肉：富含蛋白质、脂肪、铁、钾、糖等多种营养素，具有清热凉血、利水消肿、祛病健身的功效，很适合患妊娠水肿的孕妈妈食用。

◎冬瓜：可利尿消肿、解毒化痰，对妊娠水肿有不错的效果。

◎西瓜：能利尿消肿、清热解毒，经常食用可起到改善妊娠水肿的作用。

◎荸荠：具有清心泻火、消食化痰、利尿明目的功效。

◎赤小豆：有显著的利尿消肿效果，晨起时水肿的孕妈妈可将赤小豆作为早餐食用。

缓解妊娠水肿的小窍门

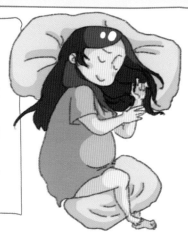

◎避免久坐或久站，并尽可能常常把双脚抬高、放平。

◎尽量穿纯棉衣物，并选择鞋跟厚、舒适透气的鞋子。

◎睡觉时最好采用侧卧，因为这样会比仰卧更能减少早晨的水肿。

利水消肿食谱

蒜味冬瓜鸡盅　　补充蛋白质

鸡腿1个，冬瓜200克，蛤蜊5粒，姜10克，蒜头3瓣，开水2碗，盐1小匙。

1.鸡腿洗净切块，冬瓜洗净切块，蛤蜊浸水吐沙，姜洗净切丝，蒜头洗净去膜，备用。

2.上述材料倒入碗中，加入开水、盐后，放入电锅中蒸煮20分钟，即完成。

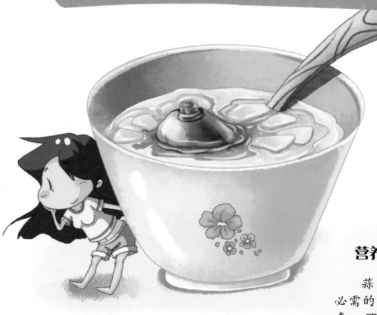

营养功效

蒜和冬瓜中含有人体必需的多种维生素和微量元素，可以提高人体的抵抗力，加快新陈代谢，还有解毒利尿等作用，有利于缓解孕期水肿。

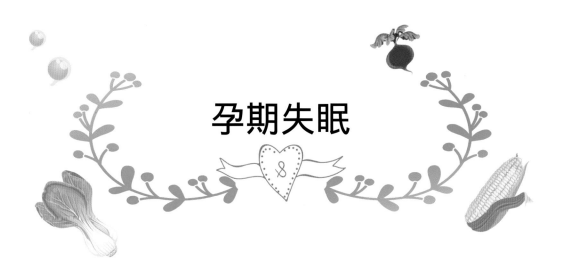

孕期失眠

孕期失眠产生的影响

随着胎儿的不断长大及产期的临近，许多孕妈妈都会有失眠的困扰，其具体表现为难以入睡或睡眠不深，常常还伴有头晕、健忘、乏力等症状。

孕妈妈的生理和心理活动是否正常，对胎儿的正常发育有着至关重要的影响，而失眠是孕妈妈焦虑、抑郁情绪的最直接的反映症状之一。如果缺乏良好的睡眠，会使孕妈妈体力不支，身体免疫功能下降，也会影响胎儿的健康发育，甚至导致早产。此外，持续的睡眠不足，还会增加孕妈妈患病的概率，如妊娠期糖尿病、妊娠期高血压疾病等。

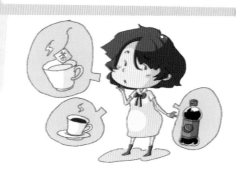

缓解孕期失眠的饮食要点

◎孕妈妈在怀孕期尽量避免食用引起压力的食品，例如咖啡、可乐、油炸食品等。尤其是食物中的饱和脂肪，会改变孕妈妈体内的激素分泌，造成失眠。

◎饮食宜多样化，避免长期重复摄取某种食物。

有助于缓解孕期失眠的食物

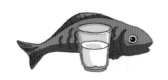

富含钙质的食物：可补充钙质，减少因腿抽筋而引起的失眠，如牛奶、虾、海带、鱼类、豆制品等。

富含铁质的食物：具有补铁、补血的作用，如动物肝脏、绿色蔬菜、贝类等。其中，牡蛎有安神的功效，可促进睡眠，改善失眠多梦。

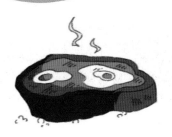

富含色氨酸及B族维生素的食物，如牛肉、猪肉、羊肉、南瓜子、腰果等，能帮助入睡，舒缓心情。

富含铜的食物：当人体缺少铜时，会导致失眠。由此可见，失眠者吃一些含铜食物有利于睡眠。含铜较多的食物有乌贼、鱿鱼、蛤蜊、蚬子、虾、蟹、动物肝肾、蚕豆、豌豆和玉米等。

缓解孕期失眠的小窍门

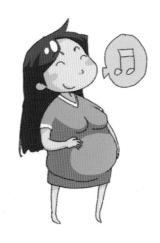

◎晚饭应安排在睡前4小时，尽量不要吃易增加腹胀感的食物，如土豆、玉米、山药等。晚间不要喝太多的汤。

◎临睡前冲一个温水浴，穿全棉的睡衣，上床后再做几次深呼吸，并放松全身，对睡眠会很有帮助。可在睡前喝一杯温牛奶或一碗燕麦粥，有助于促进入睡。

◎平日里要适当运动，并注意保持心情舒畅。

助睡眠食谱

橘皮姜茶

改善孕期失眠
♡ ♡ ♡ ♡ ♡ ♡ ♡ ♡ ♡ ♡

新鲜橘皮3个，嫩姜2片。

1. 新鲜橘皮洗净，用刀刮去内层白膜，切细丝备用；嫩姜洗净切细丝。
2. 姜丝加两碗水煮，大火开后转小火，约煮5分钟，再放入橘皮稍煮片刻，即可熄火，去渣饮用。

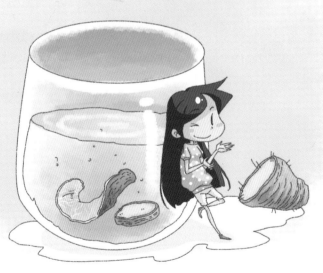

营养功效

橘皮有滋阴平肝、理肺气的作用。此茶舒肝、解郁、止痛，可改善孕期失眠、情绪气郁等。

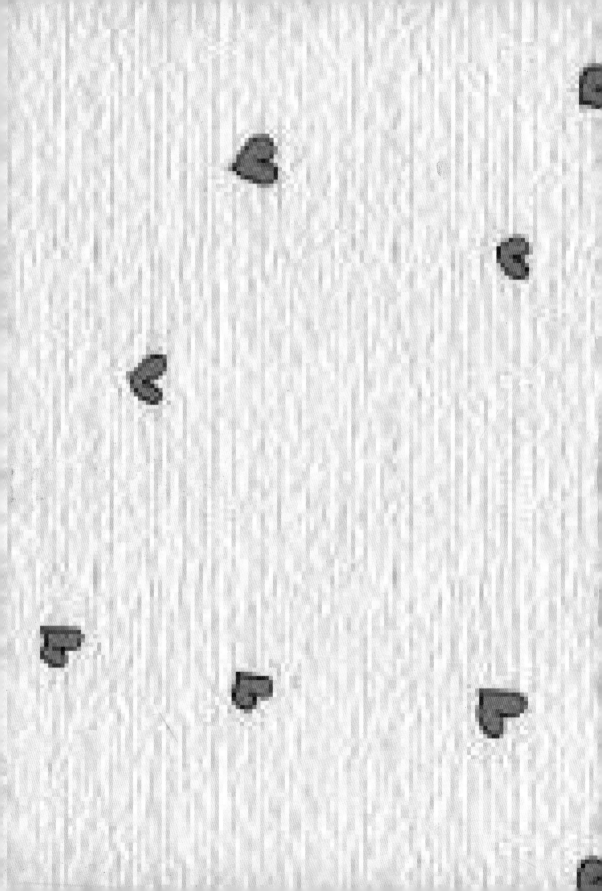